AF298719

MÉMOIRE

SUR

LES SPASMES MUSCULAIRES IDIOPATHIQUES

ET SUR

LA PARALYSIE NERVEUSE ESSENTIELLE.

PARIS. — RIGNOUX, IMPRIMEUR DE LA FACULTÉ DE MÉDECINE,
rue Monsieur-le-Prince, 29 *bis*.

MÉMOIRE

SUR LES

SPASMES MUSCULAIRES IDIOPATHIQUES

ET SUR LA

PARALYSIE NERVEUSE ESSENTIELLE,

Par A. DELPECH,

DOCTEUR EN MÉDECINE,

Interne Lauréat des hôpitaux et hospices civils de Paris,
Lauréat de l'École pratique (grand Prix , Médaille d'or)
et de la Faculté de Médecine de Paris (Prix Montyon, Médaille d'or),
Membre de la Société anatomique.

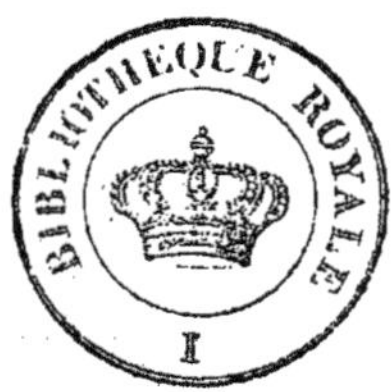

PARIS.

LABÉ, LIBRAIRE DE LA FACULTÉ DE MÉDECINE,
place de l'École-de-Médecine, 4.

1846

MÉMOIRE

SUR LES

SPASMES MUSCULAIRES IDIOPATHIQUES

ET SUR LA

PARALYSIE NERVEUSE ESSENTIELLE.

INTRODUCTION.

L'affection que nous avons entrepris de décrire n'est certainement pas nouvelle ; elle ne présente aucun de ces caractères singuliers qui signalent tout à coup à l'attention de l'observateur les faits encore inconnus ; elle rentre assurément dans le cadre des maladies étudiées, et si, difficile à classer d'après sa nature encore douteuse, elle résiste à l'appréciation anatomique, elle vient du moins se ranger nettement par ses symptômes dans une classe de maladies bien étudiées. Elle se produit avec quelque fréquence, puisque dans l'espace d'une année, nous avons pu en recueillir six observations différentes. Depuis quelque temps, d'ailleurs, des faits, sinon tout à fait identiques, du moins fort analogues à ceux sur lesquels nous voulons appeler l'attention, ont été le sujet de travaux intéressants. Et cependant, si nous en croyons les consciencieuses recherches que nous avons faites dans les anciens auteurs, la maladie qui nous occupe n'avait jamais été décrite. Si quelques observations éparses peuvent en être rapprochées, elles sont si peu concluantes que l'on reste au moins dans le doute sur leur nature et leur valeur. Son histoire ne remonte pas au delà d'une époque bien rapprochée de nous. L'un des hommes les plus ingénieux qui aient écrit dans ces derniers temps, l'un de ceux qui ont éclairé, dans une existence trop courte, le plus grand nombre de points intéressants de la science médicale, Dance le premier en a rassemblé quelques faits en les faisant suivre à peine de quelques réflexions. Depuis, des observations, des mémoires, peu étendus en général, sont venus se surajouter aux observations de Dance. Nous les analyserons avec soin pour arriver à une connaissance de la maladie plus approfondie peut-être que notre expérience seule ne pourrait nous la fournir. Il y a quelques différences, en effet, entre ce que nous avons vu et ce qu'avaient observé nos prédécesseurs. De l'examen des points de contact, il naîtra, nous l'espérons, quelque lumière pour éclairer la nature des singuliers phénomènes que nous avons observés.

Cette étude nous a paru d'un grand intérêt. Ce n'est pas qu'en général l'affection qui en est le sujet donne naissance à des craintes fondées. Nous ne l'avons jamais vue se terminer d'une manière funeste, quoiqu'elle ait parfois provoqué des accidents sérieux ou du moins inquiétants; mais en laissant même de côté son importance pronostique, elle nous paraît mériter un examen consciencieux. Elle touche, véritable Protée, à plusieurs des plus curieuses affections de la nosologie qu'elle effleure en empruntant à chacune quelques traits de ressemblance; névroses, névralgies, fièvres intermittentes, rhumatisme, paralysie, contracture, elle rentre tour à tour dans chacune de ces divisions sans qu'on puisse la rattacher entièrement à aucune d'elles. Aussi ces faits hybrides nous serviront-ils de texte pour étudier à son propos, mais d'une manière plus générale, quelques-unes des relations qui rapprochent ces différentes affections.

De cette multiplicité de types réunis dans une même forme morbide, de cette incertitude qui en voile la nature, et que nous ne détruirons peut-être pas complétement, résulte une grande difficulté pour lui assigner un nom. Aucun de ceux qu'elle a portés jusqu'à ce jour ne nous paraît suffisamment exact. L'appellerons-nous, avec Dance, *tétanos intermittent?* mais elle n'a que des rapports bien éloi-

gnés avec le tétanos, et l'intermittence vraie est loin d'être une des
conditions nécessaires de son existence. Accepterons-nous la dénomination de *contracture essentielle*, de *contracture des extrémités*, de *rétraction musculaire spasmodique*, avec MM. Barrier, Rilliet et Barthez,
Imbert, Constant, Murdoch, De la Berge? La contracture est un symptôme important, sans aucun doute, mais ce n'est qu'une partie de
la maladie. Nous préférerions de beaucoup le titre que MM. Tessier
et Hermel ont donné à leur travail : *De la contracture et de la paralysie idiopathiques*. Toutefois il ne nous satisfait pas encore complétement. Le nom de *spasme* remplacerait heureusement, en effet, celui de *contracture*, qui s'entend, en général, de lésions plus graves et
surtout plus persistantes. C'est celui que la plupart des auteurs anciens avaient imposé aux symptômes analogues à ceux que nous allons
étudier. « Spasmus, dit Juncker (1), imbu des préceptes de Stahl, son
« maître, spasmus est exacerbatio motûs tonici in partibus præcipue
« musculosis, ad talem sensibilem gradum ut patientes acribus ple-
« rumque doloribus exerceantur. » Et plus loin : « Spasmus... est,
« 1° muscularis ubi totus musculus adficitur cum doloribus tensivis
« et gravativis et in contracturas membrorum denique terminat. »

En tenant compte de l'extension, peut-être exagérée, que l'école de
Stahl avait donnée à cette classe de maladies qu'elle comprenait sous
le titre commun de *spastici affectus*, il est difficile de trouver des
définitions plus exactes de ce qui différencie le spasme de la contracture. Nenter (2) les définit exactement de même, donnant à l'état chronique la deuxième de ces dénominations, et réservant la première à
l'affection récente et passagère. Sauvages établit les mêmes distinc-
tions : « *Contractura* est in artubus ut brachiis cruribusve, immobi-
« litas, ob partium rigiditatem, sensim superveniens, aut saltem

---

(1) *Conspectus medicinæ*, p. 379 et seq., *De spasmis;* Halæ, 1724.

(2) *Fundamenta medicinæ*, t. 2, p. 349 et seq.; Argentorati, 1721.

« constanter permanens... Differt a spasmis legitimis quia contractura
« diuturna est, et non subitò, sed sensim accidit.»

Le mot de spasme, comme on l'a vu par les citations qui précèdent, entraîne avec lui l'idée de douleur, et nous paraît par conséquent plus propre à caractériser une affection éminemment douloureuse. Nous verrons de plus que ce n'est pas seulement dans les
muscles que se sont produits chez quelques-uns de nos malades des
symptômes analogues à ceux que l'école de Stahl rangeait dans le
genre des affections spasmodiques ; tels sont les congestions locales
passagères, les accès fugitifs d'asthme ou d'oppression. Pour cette
école médicale dont peut-être on néglige trop maintenant les observations pathologiques, la mobilité était un des caractères essentiels de
ce genre de maladies ; ce caractère domine dans toutes les observations que nous avons recueillies. Enfin, nous avons trouvé que le nom
de *spasme* était plus rapproché que celui de *contracture* de l'idée de
paralysie, et nous désirions dès l'abord réunir ces deux formes dont
nous montrerons la liaison. Pour Stahl, en effet, la diminution de
l'action volontaire des muscles qui se manifeste dans le spasme est
le premier degré de l'abolition des mouvements ; le tremblement, la
chorée, sont un véritable commencement de paralysie. Voilà quels
sont les motifs qui nous ont fait préférer au mot de *contracture* celui
de *spasme musculaire* qui est plus en rapport avec l'essence des phénomènes que nous avons observés.

Nous savons que Savary, et Georget après lui, avaient proposé de
conserver cette dénomination pour les états toniques exagérés des
organes internes, et nous aurions facilement admis cette définition si
elle avait été adoptée ; mais la plupart des ouvrages publiés depuis
n'en tiennent pas compte, et elle n'a point passé dans les habitudes
médicales : aussi ne nous sommes-nous pas arrêté à cette distinction.

Nous avons besoin d'expliquer la signification que nous donnons
à l'épithète d'idiopathique qui nous sert à caractériser cette variété
du spasme musculaire. Nous ne voulons pas dire qu'il puise dans le

muscle lui - même sa raison d'être, et qu'aucune altération morbide existant dans un autre tissu ne vienne le produire. Nous avons seulement cherché à indiquer que, pour nous, les spasmes dont nous allons donner l'histoire ne cherchent pas leur cause dans un état particulier des centres nerveux, mais qu'ils la trouvent dans la partie même où ils se développent.

Quoique ce point soit sujet à discussion, nous voulons dès l'abord énoncer l'opinion arrêtée que nous chercherons à démontrer dans tout le cours de ce travail; elle s'étend également à l'espèce particulière de paralysie dont nous voulons traiter. L'origine commune des deux affections nous a paru évidente, et nous espérons l'établir nettement. Toutefois, nous avons donné des développements bien moins étendus à cette partie de notre travail, et nous ne ferons pas de la paralysie nerveuse essentielle une étude aussi complète que le sera celle des spasmes. Ce travail, déjà assez volumineux, serait devenu trop long, si nous avions donné à ces deux variétés une égale importance.

Presque tous les faits que nous avons recueillis nous-même l'ont été chez des femmes nouvellement accouchées ou qui allaitaient leurs enfants depuis un temps plus ou moins long. Nous ne restreindrons pas dans les limites de notre observation personnelle l'étude des spasmes idiopathiques, et nous les poursuivrons dans toutes les conditions où ils se sont manifestés. Nous chercherons à rassembler tous les faits publiés jusqu'à ce jour, afin d'en apprécier la nature et la tendance. Nous laisserons néanmoins à nos observations une importance principale. Les faits que l'on a étudiés permettent une description bien plus exacte, une représentation plus frappante que ceux qu'on ne fait qu'analyser.

L'état puerpéral a exercé une influence évidente sur la production des spasmes idiopathiques. Nous examinerons avec soin le rapport qui les unit, et peut-être cette recherche, que le premier nous avons occasion de faire, nous sera-t-elle utile pour déterminer la nature et l'origine de ces rétractions musculaires.

DESCRIPTION GÉNÉRALE DE LA MALADIE.

Un des caractères principaux de l'affection spasmodique que nous étudions consiste dans la production d'accès ou paroxysmes d'une durée plus ou moins longue, et qui peuvent se renouveler un nombre de fois variable. Ces paroxysmes se comportent de deux façons différentes : tantôt ils se développent et disparaissent sans qu'on puisse retrouver aucune régularité dans leurs retours ; tantôt, au contraire, ils affectent la forme périodique ou intermittente : de là, deux variétés principales.

Nous avons déjà parlé de la troisième, c'est celle dans laquelle à la contracture tonique douloureuse se joignent des symptômes de paralysie. Ce phénomène ne se manifeste presque jamais seul, et il se produit à des époques différentes de la maladie ; mais lorsqu'il existe, il constitue une véritable variété.

Prodromes. — Quelle que soit d'ailleurs celle de ces trois directions que doivent suivre les accidents, ils commencent, en général, de la même manière, et ils s'établissent par les mêmes symptômes précurseurs, ou plutôt ce que l'on a considéré comme des prodromes n'est autre chose que les premiers développements de la maladie déjà établie. Ils manquent d'ailleurs assez fréquemment, et la maladie débute tout à coup, arrivant dès l'abord à ses manifestations les plus énergiques ; rarement, au contraire, un accès fébrile léger précède tous les accidents. Quoique l'on ait vu la céphalalgie apparaître presque dès l'origine, il est fort rare qu'elle précède les autres symptômes. Dans les circonstances les plus habituelles, elle paraît plus tard et alterne avec eux.

Les parties du corps qui doivent être le siége des premiers accidents sont prises de fourmillements légers, d'un engourdissement plus ou moins complet, de picotements incommodes. Quelquefois le malade accuse des alternatives marquées de chaleur et de froid qui ne sont pas appréciables au toucher. Les membres qui en sont le siége semblent plus pesants que d'habitude, les mouvements y sont gênés ; il s'y développe une sensation profonde de brisement et de fatigue.

C'est dans les membres supérieurs, bien plus fréquemment que dans les extrémités abdominales, que ces symptômes se manifestent d'abord. Quelquefois les quatre membres sont pris à la fois. Rarement la maladie s'arrête à ces premiers et légers accidents ; mais il arrive fréquemment que les premiers paroxysmes ne sont marqués que par la sensation de fourmillement. Nous avons même recueilli une observation dans laquelle la maladie, parfaitement caractérisée d'ailleurs, s'y est presque complétement bornée.

Ire OBSERVATION.

Mériot (Joséphine), âgée de vingt-neuf ans, couturière, demeurant rue des Jardins, 18, est entrée, le 5 avril 1844, au n° 10 de la salle Sainte-Julie.

Elle est habituellement bien portante, quoique dans sa première jeunesse sa santé ait toujours été faible et chancelante ; il n'y a même que cinq ans qu'elle est complétement délivrée d'une affection pulmonaire chronique, caractérisée par de la toux et l'expectoration de matères puriformes. Elle est habituellement bien réglée, et, chose assez rare, même pendant l'allaitement de son premier enfant, qui a duré dix-neuf mois, les règles ont coulé comme de coutume. Elle n'a jamais éprouvé d'accidents nerveux d'aucune espèce. Accouchée de son deuxième enfant, le 9 mars dernier, elle se porta bien pendant les jours qui suivirent, et les lochies coulèrent comme d'habitude. Mais, le quatrième jour après l'accouchement, elle trempa ses mains dans l'eau froide, et l'écoulement lochial diminua pour s'arrêter bientôt tout à fait : il resta toutefois un peu de leucorrhée. De temps en temps le sang reparaît pendant un, deux ou trois jours ; puis, lorsqu'il s'arrête, la malade éprouve, dans le courant de la journée, dans les bras et dans les jambes, des engourdissements, des fourmillements et de petites secousses convulsives qui font tressaillir les doigts, et portent parfois, pour quelques instants, certaines parties de la main dans une situation fixe, sur laquelle la volonté n'a plus de prise. Il n'y a, d'ailleurs, aucun trouble dans les sens spéciaux, et la santé générale se maintient.

Dans les quatre premiers jours que la malade passe à l'hôpital, l'écoulement sanguin se fait convenablement, et les engourdissements disparaissent. Le 9 avril, il se développe quelques douleurs dans les genoux et des engourdissements dans les jambes, et presque aussitôt la malade s'aperçoit que les lochies ont beaucoup diminué.

Le 10 avril, les engourdissements ont reparu dans les mains ; saignée de deux palettes ; le sang est fortement couenneux, le caillot est petit, rétracté, à bords renversés ; la couenne est résistante, et supporte tout le caillot ; le sérum est abondant ; les lochies rouges ont reparu avec force. La malade se trouve si bien, qu'elle sort le 16 avril ; mais le 17, l'écoulement sanguin cesse, et le 19, les accidents reparaissent dans les mains et les avant-bras. Une deuxième saignée est faite. Le sang n'est pas couenneux ; les engourdissements persistent, quoique à un moindre degré, et s'accompagnent d'un peu de roideur. Des frictions avec le baume tranquille, un bain simple, suffisent pour les faire disparaître, et la malade sort, définitivement guérie, le 29 avril.

Ainsi, à l'exception de quelques légères secousses convulsives, d'un peu de roideur dans les articulations, cette forme légère s'est exclusivement renfermée dans les accidents fugitifs, que l'on a considérés comme des prodromes. Cette observation présente un intérêt de plus ; c'est la remarquable liaison qui réunit les irrégularités du flux lochial aux accidents spasmodiques. Peut-être ferait-on rentrer dans les prodromes ces modifications sécrétoires ; nous croyons plus exact de les examiner aussi bien que quelques accidents intestinaux, qui parfois ont précédé les spasmes à l'occasion des causes.

Symptômes. — Nous voici arrivé à la deuxième période, à la véritable période d'état de la maladie. Ici commencent à se séparer nettement les faits qui ont servi de base à notre division. Nous examinerons donc séparément les symptômes propres à chacune des variétés que nous avons admises.

1re FORME. — SPASME OU CONVULSION TONIQUE.

Étude du paroxysme. — Déjà, par intervalles, des spasmes subits et rapides ont ébranlé quelques-uns des muscles de l'avant-bras ou de la main; des douleurs lancinantes ou pongitives se sont élancées le long des nerfs de sentiment; un ou plusieurs doigts ont pris tout à coup, et pour quelques instants, une position que la volonté ne pouvait à l'instant même leur faire perdre. Mais ces mouches, passagères comme celles qui précèdent les contractions utérines vraies, n'ont pas laissé de traces. La malade accuse bientôt un sentiment de gêne, de la roideur marquée, surtout dans les mouvements d'extension; les doigts, le poignet, l'avant-bras, en sont le siége le plus habituel; mais, comme nous l'avons dit, les membres inférieurs peuvent y participer également dès l'origine. La roideur augmente, et les mouvements deviennent impossibles dans les parties frappées par l'accès. Déjà les doigts sont écartés les uns des autres, et fléchis en totalité sur l'articulation métacarpo-phalangienne, tandis que les articulations des phalanges entre elles participent à peine à ce mouvement. Nous devons dire, toutefois, que ce dernier caractère, signalé comme constant, ne nous a pas paru être aussi habituel qu'on l'avait dit, et que nous avons vu, au contraire, toutes les articulations des doigts fortement fléchies, et les ongles entrant dans la chair. Ordinairement, la flexion n'est pas portée jusqu'à ce point; les doigts sont à demi fermés, le pouce est fortement entraîné en dedans, et plus ou moins fléchi dans la paume de la main, qui est plus profondément excavée par le rapprochement de ses bords et la diminution de son diamètre transversal. Si les muscles de l'avant-bras participent plus puissamment à la maladie, le poignet se fléchit à son tour, la main s'incline fortement en dedans, et ne peut être redressée; les muscles se dessinent sous la peau en masses saillantes, dures, et donnant exactement, au toucher, la même sensation que lorsqu'ils sont le siége d'une crampe. Nous n'avons pas remarqué que leurs fibres fussent agitées de secousses convulsives répétées, de palpitations fibrillaires, comme Dance l'avait indiqué; mais d'autres observateurs ont constaté quelquefois l'existence de ce symptôme. Si le spasme s'étend au bras, il y occupe aussi les fléchisseurs, et l'avant-bras est entraîné dans une flexion plus ou moins prononcée.

Pendant que le système musculaire est modifié dans son état physiologique, le système nerveux du sentiment est aussi le siége de phénomènes morbides. Des douleurs suivent les principaux nerfs, tantôt vagues et gravatives, tantôt lancinantes et bien localisées sur leur trajet: elles sont mobiles, et peuvent, pendant le même paroxysme, passer d'un cordon nerveux à un autre avec la plus grande facilité.

Les membres pelviens subissent les mêmes accidents, soit en même temps que les membres thoraciques, soit lorsque ceux-ci sont dégagés, et comme s'il s'opérait une véritable métastase. Là aussi, la rigidité, la convulsion tonique, les douleurs erratives ou fixes, et la prédominance dè l'un des systèmes, s'observent comme au bras. Le triceps, vivement convulsé, étend la jambe sur la cuisse; le pied est fortement étendu par la contraction des jumeaux et du soléaire, les orteils sont fléchis; les muscles de la plante du pied, participant à la maladie, la convexité du cou-de-pied est fortement augmentée, et la masse musculaire, dure, contractée, représente la corde plus courte d'un arc plus fortement courbé.

On voit que ce sont les fléchisseurs, au bras; les extenseurs, à la jambe, qui sont le plus habituellement rétractés. Cependant M. Hérard a vu le poignet et les doigts fortement étendus, et, dans une observation de M. Barrier, le pied était fléchi sur la jambe. Les faits de ce genre sont extrêmement rares.

Au membre inférieur, les nerfs du sentiment participent aux mêmes

souffrances que ceux du membre thoracique, et là encore on peut
suivre, comme nous allons le montrer par une observation, la direction
de la douleur sur le trajet des cordons sensitifs.

Recueillie hors de l'hôpital, cette observation est une de celles dans
lesquelles les symptômes ont présenté la plus grande simplicité. Elle
nous offrira un type moyen entre les faits légers que nous avons indiqués et les accidents plus graves dont nous donnerons des exemples.

IIe OBSERVATION.

Madame F....., âgée de vingt et un ans, d'un tempérament lympha-
tico-nerveux, est accouchée il y a trois semaines. L'accouchement a
été difficile, mais naturel. Quelques accidents l'ont suivi : madame F...
a été prise de douleurs vulvaires et uréthrales assez vives, de douleurs
pelviennes profondes, et d'un catarrhe vésical léger. Ces accidents ont
cédé facilement à l'emploi de moyens simples : bains de siége peu
prolongés et d'une température peu élevée, lavements, lotions émol-
lientes et résolutives (décoctions de guimauve, de cerfeuil, de têtes
de pavot).

Dix-neuf jours s'étaient écoulés depuis l'accouchement, et madame
F... était en très-bon état ; les lochies rouges avaient cessé, elles étaient
remplacées par un écoulement blanc peu abondant.

Le vingtième jour (29 septembre), elle sortit en voiture ; elle n'é-
prouva aucune souffrance, et ne ressentit pas les atteintes du froid.
Toutefois elle se rappelle très-bien s'être appuyée sur la portière, la
glace étant baissée, et avoir fait ainsi un assez long trajet. Le temps
était froid pour la saison, et pluvieux. Dès le soir, il survint du mal de
tête, des douleurs vagues, de la courbature. Plus tard, les douleurs se
fixèrent à la partie interne de la jambe droite, exactement vers le point
où précédemment la malade avait été saignée ; puis elles occupèrent
les deux genoux, sans qu'on y remarquât aucun gonflement, aucune
rougeur. Enfin elles remontèrent, comme la malade le décrit elle-

même très-exactement, en occupant la partie antérieure et la partie postérieure des cuisses jusque vers le bassin, où la convergence des cordons douloureux vers la colonne vertébrale était manifeste.

Les mouvements des membres inférieurs étaient impossibles. A ces phénomènes se joignirent de la fièvre et de la chaleur.

Le 30 septembre, les douleurs en persistant dans les jambes se développèrent dans les mains ; on ne constatait ni gonflement, ni rougeur ; les doigts était fortement fléchis et la malade ne pouvait les ouvrir. Elle accusait un sentiment profond de pulsation ; la sensibilité était exagérée, et le moindre attouchement déterminait de vives souffrances ; de temps en temps des exacerbations se produisaient ; d'ailleurs l'intelligence était parfaitement nette, il n'y avait pas la moindre céphalalgie.

La malade se contenta de boire une tisane émolliente.

1er octobre. Un peu de gonflement au niveau des métacarpiens, à la main droite et à la région dorsale. Les articulations ne participent en rien à cette tuméfaction. La contracture a cessé et les mouvements sont plus libres, mais la douleur, suivant la direction des bras et occupant surtout le côté interne, remonte jusqu'à l'aisselle pour redescendre sur le côté externe du tronc, jusqu'au niveau du sein qu'elle occupe avec violence.

A gauche, la douleur a remonté, puis disparu lorsqu'elle est arrivée vers le plexus brachial.

Fièvre, chaleur modérée ; pas de traitement. Diète.

2 octobre. Quelques douleurs dans la partie supérieure des cuisses, sans gonflement. Rien aux membres supérieurs ; sensation de picotement le long de la colonne vertébrale et vers la fin de la région dorsale ; pulsations sourdes et assez fortes. La malade ne peut se tourner pour dormir sur le côté sans donner lieu à une douleur assez vive, quoique légère encore, pour qu'elle évite avec soin ce mouvement.

Moins de fièvre, repos au lit, Diète. Tisane de quatre fleurs. Le soir du même jour, à quatre heures, retour des douleurs dans tout le bras, l'avant-bras et la main droite, avec contracture ; flexion des doigts et douleurs vives au toucher. A gauche, quelques douleurs vagues, sans symptômes locaux appréciables, au niveau des jointures. Pas de gonflement sur aucun point, pas de fièvre.

Les accidents persistent toute la nuit; le matin, les lochies rouges se rétablissent et les douleurs s'effacent complétement.

Depuis cette époque jusqu'au 6 octobre, l'écoulement a persisté, aucun accident ne s'est reproduit, madame F.... est restée guérie.

Ainsi l'établissement des douleurs sur le nerf saphène interne, leur extension au nerf crural d'un côté, de l'autre au système du nerf sciatique, la convergence de ces deux lignes douloureuses indiquée par la malade elle-même, et sans qu'on l'y amène par des questions, vers l'angle sacro-vertébral, tout cela ne peut laisser de doute sur la nature des organes affectés.

Par exception, c'est dans les membres pelviens que les accidents ont débuté, mais ils se sont ensuite portés sur les bras où ils nous offrent des particularités très-intéressantes; nous y pouvons suivre la douleur sur le trajet du brachial cutané interne, de son accessoire et de son anastomose intercostale. Le caractère exacerbant qu'elle affecte, son début aux extrémités pour se porter, au moment où elle les abandonne, vers les centres nerveux, son exagération par le toucher, l'indépendance que l'on remarque dans ses manifestations des deux côtés du corps, les gonflements qui se développent sur divers points, nous paraissent digne d'être notés.

Les exacerbations, soit spontanées, soit déterminées par le contact des corps extérieurs, ne sont pas un caractère constant des spasmes musculaires. Dans une variété déjà notée, celle qui s'accompagne de paralysie, les sensations deviennent au contraire obtuses et disparaissent même entièrement.

Les élancements qui rapprochent du type névralgique proprement dit les phénomènes que nous avons décrits nous semblent avoir un grand intérêt. Nous y reviendrons plus tard.

De la Berge avait le premier appelé l'attention sur le gonflement et

la rougeur qui surviennent parfois sur différents points des membres :
« Souvent, dit-il, vers l'articulation des poignets, au pourtour des
malléoles, on rencontre un empâtement comme œdémateux, compli-
qué d'une rougeur diffuse. » Nous avons constaté l'existence de ces
symptômes, qui furent très-marqués, dans l'observation qui précède.
Mais De la Berge semblait indiquer que la rougeur occupait toujours
les articulations. Nous l'avons au contraire observée loin de toute articulation, ainsi sur la région dorsale de la main et sur les métacarpiens eux-mêmes. Elle s'accompagnait de chaleur, de gonflement, et
répondait aux points où existait la douleur. Cette rougeur, vermeille
d'ailleurs, ressemblait exactement à celle qui se produit quelquefois
sur le trajet des nerfs superficiels dans les névralgies violentes.

Le gonflement articulaire a été assez fréquemment noté ; il était
œdémateux. La peau en général était pâle et comme un peu infiltrée.
Nous l'avons observé au cou-de-pied, au genou, au poignet et aux articulations phalangiennes.

Il se produit encore, soit pendant les accès, soit dans les intervalles
ou au moment de leur début, des congestions singulières vers différents points du corps ; le sang se porte tout à coup vers la face, vers
l'extrémité d'un membre, vers les yeux et même vers les organes internes. Une injection plus ou moins vive du visage, un sentiment de
chaleur et de tension, un obscurcissement plus ou moins complet de
la vue, une dyspnée plus ou moins intense, sont le résultat de ces
hypérémies locales. Ces phénomènes, tout à fait analogues à ceux que
l'école de Stahl considérait comme des spasmes vasculaires, seront
appréciés plus tard.

Tels sont les principaux symptômes que présente la forme spasmodique pure ; mais ce ne sont pas les seuls. Si les muscles des extrémités sont exclusivement affectés dans la plupart des cas, les mêmes
manifestations peuvent se produire sur d'autres points. Ainsi, M. le
docteur Marrotte a observé la rétraction spasmodique du grand pectoral et du sterno-mastoïdien. En ne tenant compte que de nos observations, nous pouvons signaler des contractures et de la rigidité dans

les muscles de la mâchoire et de la langue. L'observation suivante en est un exemple assez curieux.

IIIe OBSERVATION.

Morrange (Jeanne), âgée de trente-sept ans, couturière, demeurant rue des Sept-Voies, n° 33, née à Gennetta (Puy-de-Dôme), est entrée le 27 mai 1844 au n° 11 de la salle Sainte-Thérèse.

Habituellement bien portante, accouchée chez elle de son deuxième enfant, il y a deux mois.

A la suite de ses couches, sa santé s'est parfaitement rétablie et la malade a pu allaiter convenablement son enfant. Le 25 mai, deux jours avant qu'elle entrât à l'hôpital, à la suite d'un refroidissement, elle éprouva presque subitement les accidents dont il va être parlé :

Le 28 mai, jour où nous l'examinons pour la première fois, nous constatons de la fièvre, une hébétude marquée, un peu de diarrhée, de la soif. La langue est rouge ; nous n'obtenons aucune réponse, et la malade ne peut donner aucuns soins à son enfant. Ce ne fut que trois ou quatre jours plus tard qu'elle put parler et nous dire que depuis le début des accidents elle ne pouvait pas *dégraffer* sa mâchoire ni mouvoir sa langue, ce qui l'avait empêchée de nous expliquer ce qu'elle éprouvait. En même temps, elle se plaignait d'éprouver de l'engourdissement, de la roideur dans les bras et dans les jambes, de l'affaiblissement, des fourmillements continuels sans perte d'ailleurs de la sensibilité. Il y avait des troubles de la vue, des tintements d'oreille, de l'obscurcissement de l'ouïe.

4 juin. Les symptômes se sont successivement amendés sans aucune médication. Aujourd'hui tous les accidents persistent, mais à un moindre degré. La malade, toujours étourdie, peut à peine marcher et soigner son enfant. Pas de troubles gastriques, pas de fièvre ; constipation. Lavement purgatif.

5 juin. Engourdissements moindres, la malade ne peut cependant pas attacher des épingles.

7 juin. Les engourdissements persistent au même degré.

9 juin. La malade se plaint de douleur de tête et de pesanteur. Les mouvements reviennent dans les bras ; la malade peut attacher elle-même les épingles de son enfant ; elle marche avec plus de facilité.

12 juin. Notable amendement après le bain. La stupeur est moindre.

Les jours suivants, les accidents disparaissent graduellement ; la malade sort guérie le 24 juin.

Nous nous occuperons plus tard d'apprécier la valeur de quelques symptômes généraux intéressants que nous a offerts la malade dont on vient de lire l'histoire : céphalagie, vertiges, tintements d'oreille, obscurcissement de l'ouïe, troubles de la vue. Nous voulons seulement ici signaler l'existence du trismus, notée déjà par d'autres observateurs. La rigidité de la langue, la difficulté de ses mouvements, l'impossibilité de s'en servir dans l'articulation des sons, se sont rencontrées à différents degrés, mais rarement jusqu'à ce point. Les efforts pour produire des paroles, qui se transformaient en grimaces silencieuses, l'air d'hébétude et d'immobilité de la malade, qui voyait et entendait mal, l'impuissance où la roideur des membres la mettait de soigner son enfant, nous avaient fait penser d'abord qu'elle était frappée de la stupidité la plus complète. Quoique d'une intelligence médiocre, elle put cependant expliquer nettement, quelques jours après, les causes qui l'avaient empêchée de nous donner les renseignements que nous lui demandions.

Nous devons insister sur cette roideur sans contracture qu'elle éprouvait dans les membres supérieurs : c'est souvent, avec les engourdissements, le premier symptôme de la maladie. Lorsque la nouvelle accouchée veut prendre son enfant dans son berceau, elle s'aperçoit que ses mains et ses bras sont roides, et lui refusent leur service. Parvient-elle à le saisir, elle ne le sent pas, et le laisserait facilement échapper. Mais ces détails trouveront leur place lorsque nous traiterons de la paralysie.

La roideur de la langue s'accompagne parfois d'accidents douloureux bien singuliers. La sensibilité de la membrane muqueuse devient
extrême; le moindre contact produit de vives souffrances. Cette altération est-elle inflammatoire ? Dépend-elle d'un état névralgique des
papilles sensitives ? Nous en chercherons la valeur. On en trouvera
un autre exemple dans l'observation VIII.

Les muscles de l'œil subissent, comme ceux des membres, cette
contracture passagère. Nous en avons recueilli un fait extrêmement
intéressant; mais par un hasard bien fâcheux, la feuille de l'observation sur laquelle ces faits étaient consignés s'est égarée, et nous n'a-
vons, pour l'indiquer ici, que nos souvenirs, qui ne peuvent offrir le
même intérêt. Le strabisme était externe ; il s'accompagnait d'une contracture hémiplégique de la face, qui donnait à la malade un aspect
effrayant. Quoique fort inquiétants, ces accidents n'eurent pas pour
cela de gravité. Nous croyons, sans pouvoir l'affirmer, que l'état de
la pupille était modifié.

Dans d'autres observations, cette hémiplégie faciale spasmodique
s'est également montrée. Elle consiste soit dans une rigidité simple
avec dureté notable de la joue, soit dans un spasme véritable avec
déformation et entraînement des traits vers le côté malade.

Cette forme hémiplégique nous amène à nous occuper de la manière
dont se comporte la contracture, soit aux membres, soit dans les
autres parties. On l'a vue occuper toute une moitié du corps, l'autre
moitié en étant absolument exempte. Ce fait est fort rare.

Plus fréquemment chaque paire de membres est isolément frappée ;
souvent aussi, comme dans l'observation II, il n'y a point de communauté parfaite, soit pour la nature, soit pour la gravité des accidents
à droite et à gauche. Enfin, mais plus rarement, un seul membre
est affecté pendant tout le cours de la maladie. Il n'est pas extrêmement habituel de les voir tous les quatre frappés à la fois et de la
même manière ; mais souvent la série d'accidents qui peuvent se ma-

nifester dans l'affection spasmodique que nous étudions les frappe tour à tour sans conserver la même forme dans tous.

Quelques circonstances peuvent exagérer les accidents. Nous avons vu que, dans la variété spasmodique, souvent le toucher occasionnait de vives souffrances ; les bains chauds ont eu le même effet chez quelques malades, et les symptômes s'y sont tellement aggravés qu'il a fallu promptement les en faire sortir.

Lorsque l'on serre, comme pour pratiquer une saignée, l'avant-bras d'un malade affecté de spasme musculaire, et même pendant l'intervalle qui sépare deux accès, ou bien on exagère fortement les douleurs, ou on les fait naître. Les contractures suivent la même marche, et prennent la même intensité. Cependant nous avons vu quelques malades chez lesquelles les fourmillements douloureux reparaissaient seuls sous l'influence de la constriction. Elles éprouvaient tous les prodromes du spasme qui cependant ne venait pas, peut-être parce que, pour leur éviter des souffrances inutiles, nous ne prolongions pas assez l'expérience. La pression seule de la main suffisait chez quelques autres pour réveiller les phénomènes spasmodiques.

La saignée, qui a agi heureusement pour amener la curation de la maladie, a cependant déterminé dans le moment même où elle était pratiquée une notable exacerbation. On aurait pu attribuer ce résultat à la striction de la bande, si ces contractures nouvelles s'étaient toujours manifestées dans le bras ; mais dans l'observation VIII, ce sont les membres inférieurs qui en ont été le siége.

Parmi les influences extérieures, un temps orageux, l'air chargé d'électricité, ont paru exercer la plus grande influence sur l'exagération des phénomènes convulsifs.

Lorsque l'on cherche à ramener à une position différente les membres convulsés, et à vaincre l'effort musculaire, on ne le fait en général qu'avec une assez grande difficulté, et en produisant de vives douleurs. A peine a-t-on fait abandonner aux parties leur situation première qu'elles y reviennent dès que l'effort a cessé.

Cependant, dans quelques observations bien plus rares, les malades ont éprouvé un soulagement inexprimable lorsqu'on étendait les membres contracturés, et ils paraissaient craindre vivement qu'on les abandonnât pour leur laisser reprendre leur position vicieuse.

Au contraire de la chaleur, le froid, chez quelques malades, a calmé momentanément les accidents, pour les laisser reparaître ensuite. Dans une de nos observations, l'application des pieds nuds sur le carreau les faisait cesser presque immédiatement.

Tels sont les caractères que présente à l'observation, dans son expression locale, la première variété dont nous venons de donner l'histoire. Nous avons négligé d'y faire entrer l'étude des rétractions des muscles de la paroi abdominale et des muscles des gouttières vertébrales que nous n'avons pas observées. Nous n'avons pas vu non plus de convulsions cloniques survenir dans la période d'état de la maladie. Quelques secousses nerveuses, légères, fugitives, ne peuvent pas être considérées comme appartenant à cet ordre de phénomènes.

Entre les symptômes locaux et ceux qui sont le produit de la réaction générale et que nous allons étudier, nous placerons les congestions passagères qui, chez les malades affectés de spasme idiopathique, se produisent vers différents points du corps.

Ces congestions se portent vers la face, vers les yeux, vers les oreilles, vers les membres. Elles durent pendant un temps variable et en général assez court ; elles se manifestent par des éblouissements, des obnubilations, l'obscurcissement de la vue, des bourdonnements, des tintements d'oreille, la rougeur de la face, des bouffées de chaleur avec picotements, engourdissements, sans contracture. Dans les membres, la chaleur est plus vive, et s'accompagne de tension. Il est bien probable que les céphalalgies que nous avons observées, et qui alternaient avec les contractures, étaient quelquefois un phénomène du même genre. Ces symptômes fugaces se transportent d'un point à l'autre du corps, avec la plus grande facilité. Ils sont souvent précédés d'un sentiment de froid plus ou moins marqué.

Les symptômes généraux sont loin de répondre, par leur intensité, à celle des accidents locaux que nous avons décrits. Assez souvent, le plus souvent même, la réaction fébrile est absolument nulle, et jamais elle n'est très-intense lorsque des lésions d'une autre nature n'établissent pas une complication.

Lorsqu'il existe un mouvement fébrile, il se développe souvent avec une régularité que Dance avait signalée, et dont nous chercherons à apprécier la valeur en traitant de la forme intermittente.

Un peu de soif, un peu d'injection et de chaleur de la peau, qui est tantôt sèche, tantôt sudorale, se rencontrent plus fréquemment que l'accélération du pouls, mais non pas encore dans la généralité des cas.

Ce qu'il y a de remarquable, ce sur quoi nous voulons insister, c'est l'absence complète de symptômes cérébraux. Le délire, le coma, n'ont jamais été signalés, et la céphalalgie elle-même est le plus souvent due au transport de la maladie sur les filets nerveux de la cinquième paire; d'ailleurs elle manque très-souvent, et ne peut par conséquent, non plus que les autres phénomènes réactionnels, être considérée comme appartenant nécessairement au spasme musculaire. L'absence aussi constante de toute altération des actes physiologiques de l'encéphale dans le cours d'une affection qui pourrait sembler, au premier abord, être tout entière sous sa dépendance, est un fait important, et qui a été noté par tous les observateurs.

De la Berge avait fort justement fait cette remarque, que les vertiges, les éblouissements, quelquefois d'ailleurs signalés dans nos observations, ne devaient pas être considérés comme des preuves de l'action du cerveau dans la production des rétractions musculaires, puisque celles-ci pouvaient exister au même degré sans que le cerveau parût y prendre part. La tendance aux congestions partielles que nous venons d'indiquer, expliquerait facilement celles qui se font dans quelques cas vers l'encéphale, et qui ne seraient dès lors que le résultat un peu différent de la cause qui produit les spasmes.

Il ne faudrait pas, toutefois, nous attribuer cette opinion que les centres nerveux ne participent jamais autrement à la maladie. Nous sommes loin de nier qu'ils ne puissent être plus sérieusement influencés dans son cours. Nous en dirons plus loin notre sentiment.

2ᵉ FORME. — PARALYSIE NERVEUSE ESSENTIELLE.

Les détails que nous avons donnés sur les symptômes de la forme spasmodique pure nous dispenseront de nous appesantir aussi longuement sur les autres variétés qu'il nous reste à étudier. Nous donnerons cependant quelque étendue à l'étude de la paralysie nerveuse. Elle mérite, en effet, que l'on examine avec soin en quoi elle diffère de la contracture qu'elle complique si souvent, et quels sont les caractères qui peuvent l'en rapprocher. MM. Tessier et Hermel, qui ont fait de ces deux formes une même affection, se sont contentés d'énoncer leur opinion sans établir les motifs qui les avaient amenés à ce résultat. Nous chercherons à remplir cette lacune, soit en étudiant les symptômes, soit en recherchant la nature de la contracture et de la paralysie essentielles.

Ce n'est qu'à certains égards que la paralysie idiopathique locale diffère du spasme proprement dit. Que l'on ajoute à la rétraction quelques symptômes d'anesthésie ou de faiblesse musculaire, et plusieurs de nos observations sont précisément dans ce cas, on établira le passage de l'une à l'autre variété considérée isolément. Nous aurions donc pu, en signalant cette transition et les faits extrêmes, les réunir dans une même description; si nous ne l'avons pas fait, c'est afin de mettre plus en relief quelques remarques qui nous préparent à l'appréciation des causes et de la nature même des spasmes.

La paralysie frappe à la fois, comme la douleur et la contracture, deux espèces d'organes : les muscles et la peau. Elle peut en détruire complétement les fonctions ; mais elle est le plus souvent incomplète. Les organes de la locomotion en sont frappés infiniment plus souvent qu'on ne le croit au premier abord, et une simple observation le démontrera facilement. On n'a pas suffisamment réfléchi que, dans les faits les plus habituels, le spasme s'accompagnait d'un certain degré de paralysie musculaire. Habituellement, en effet, la contraction ne donne, par son intensité et par les modifications fonctionnelles qu'elle détermine, qu'une bien faible idée de la puissance du muscle. Il reste une propriété contractile encore considérable qui n'est pas mise en jeu, et qui cependant, dans l'état physiologique, s'ajouterait facilement, sous l'influence de la volonté, aux efforts déjà produits. Mais si le malade pris d'une simple roideur spasmodique veut augmenter la quantité de mouvement, la fibre musculaire se refuse le plus souvent à entrer en action. Il y a là bien évidemment une véritable paralysie, une impossibilité absolue d'ajouter à la tension des muscles dont cependant toute la puissance n'est pas employée. Ce n'est pas à la crainte de la douleur que l'on peut attribuer ce phénomène, et il ne se passe pas ici ce qu'on observe dans une masse musculaire voisine de tumeurs ou de phlegmasies intenses, et où les mouvements s'arrêtent empêchés par la souffrance. A ce léger degré de spasme, la douleur est peu considérable, et les muscles ne peuvent souvent pas faire des efforts suffisants pour l'augmenter.

Déjà, dans l'observation III, nous avons rencontré des phénomènes de ce genre. Voici, en général, comment ils se manifestaient chez nos malades.

Jusqu'alors bien portante, et voulant donner à son enfant quelques soins, ou le prendre pour l'allaiter, la nouvelle accouchée éprouvait dans les bras une roideur inaccoutumée. Cette roideur s'accompagnait, en général, de ces engourdissements, de ces picotements légers que nous avons signalés dans la forme contracture, où ils sont peut-être plus constants.

Si la mère continuait ses efforts pour saisir son enfant, et que la maladie n'eût encore frappé que les extrémités digitales, elle y parvenait en dirigeant avec les muscles des bras et de la partie supérieure des avant-bras ses poignets et ses mains devenus immobiles. Mais lorsque, par un effort qui se passait surtout dans les épaules et dans les bras, elle l'avait soulevé, ses muscles ne lui donnant pas la sensation du degré de tension auquel ils étaient arrivés, elle le laissait retomber dans son berceau. Le jour, ses efforts sont quelquefois plus heureux; elle se voit agir, et peut diriger plus harmoniquement ses mouvements; mais, pendant la nuit, et surtout si la peau, comme on le voit habituellement, ne perçoit plus nettement les sensations, la mère est fréquemment obligée de renoncer à prendre son enfant auprès d'elle (1).

Les membres abdominaux sont-ils les premiers atteints, ou bien la malade descend-elle de son lit pour la première fois, elle sent dans les jambes une roideur semblable à celle des mains; veut-elle se soutenir, ses muscles ne se contractent que faiblement, elle tomberait si elle ne s'appuyait pas à son lit.

Tels sont du côté du mouvement les symptômes les plus fréquents de la paralysie légère; lorsqu'elle s'accompagne d'un certain degré de

---

(1) Il n'est personne qui n'ait observé dans les anesthésies, dans celles même qui ne sont pas compliquées de paralysie musculaire, la différence qui existe entre les efforts produits par les malades lorsqu'ils se voient agir ou lorsqu'on détourne leur attention. Dans une observation fort curieuse, que nous avons recueillie il y a quelques années dans le service de M. le professeur Cruveilhier, nous avons plusieurs fois noté le fait suivant : on donnait au malade, dont les deux mains étaient paralysées du sentiment, un verre qu'il tenait facilement, tant qu'il ne le quittait pas des yeux. Venait-il à détourner la tête, la peau insensible ne lui renvoyait plus la sensation du degré de pression qu'il exerçait; peut-être là tension des muscles eux-mêmes n'était-elle pas convenablement perçue; les mouvements ne pouvaient plus s'harmoniser, et le verre lui échappait aussitôt.

spasme. Quelquefois, et nous citerons des faits de ce genre, quoiqu'ils soient bien moins fréquents, la résolution est complète.

Lorsqu'elle porte sur le système nerveux du sentiment, la paralysie produit souvent les mêmes symptômes, quoique l'origine en soit différente. C'est encore par la difficulté de la progression, par l'impossibilité de saisir d'une manière convenable les corps lourds, que la maladie se manifeste. Dans ces cas, comme dans celui que nous avons cité en note, c'est à l'absence de la sensation transmise par la peau que doit être attribuée l'incapacité où se trouve le malade d'apprécier l'effort musculaire. Les sensations peuvent persister, mais en perdant beaucoup de leur netteté et de leur finesse. Plusieurs de nos malades sentaient les objets qu'elles tenaient dans leurs mains plus gros qu'ils ne l'étaient réellement; quelquefois ils leur paraissaient enveloppés d'une étoffe épaisse qui leur en dérobait les contours.

Pour les membres inférieurs, la sensation du contact du sol n'existant plus, la malade ne peut apprécier le moment où le pied trouve un point d'appui, ni saisir, par suite, celui dans lequel la contraction musculaire doit agir pour soutenir le poids du corps : aussi la marche est-elle chancelante, ou tout à fait impossible, suivant l'intensité de la paralysie, lorsque l'on dit à la malade de regarder à plusieurs pas devant elle. Lorsqu'elle suit, au contraire, avec soin les mouvements de ses pieds, la progression, quoique encore incertaine, se fait à peu près d'une manière normale. Très-habituellement, cette anesthésie particulière s'accompagne d'une sensation d'engourdissement.

On en trouve des exemples dans plusieurs des observations que nous avons recueillies, mais jamais, excepté dans un fait que nous allons signaler (obs. IV), les accidents n'ont été portés très-loin, et toujours ils se sont heureusement dissipés. D'autres observateurs les ont vus acquérir une intensité plus grande et une gravité bien plus inquiétante. Le travail de MM. Tessier et Hermel offre des observations de cette nature.

Comme la contracture, la paralysie peut se limiter à une moitié du corps, au moins pendant une partie de sa durée. En voici un exemple :

IVe OBSERVATION.

Ménard (Rose), âgée de trente-quatre ans, porteuse de pain, demeurant rue de Lourcine, 61, est entrée le 26 février au n° 4 de la salle Sainte-Thérèse.

Habituellement bien portante, elle n'a jamais eu d'affections nerveuses spasmodiques. Elle a éprouvé une seule fois dans les membres des douleurs vives, sans gonflement, qui ont disparu en quinze jours, et qui paraissent avoir eu le caractère rhumatismal.

Elle a eu trois enfants ; les deux premiers ont été envoyés en nourrice ; accouchée du troisième il y a huit mois, elle l'allaite encore maintenant. Elle n'a pas été réglée pendant l'allaitement.

Un peu moins de trois semaines avant son entrée, elle fut prise tout à coup, vers le milieu du jour, d'engourdissements généraux, plus vifs dans les deux mains qu'elle ne pouvait plus remuer ; la marche elle-même était difficile. La nuit se passa sans sommeil ; mais le matin elle put reprendre ses occupations, qu'elle continua jusqu'au 25 février. Toutefois elle conservait un peu d'engourdissement dans les membres. Il n'y avait d'ailleurs aucun trouble fonctionnel grave ; seulement l'appétit était moindre, et la malade dormait peu. Le 27 février, dix-septième jour de sa maladie, elle fut forcée de venir à l'hôpital.

État actuel (29 février). — Céphalalgie du côté gauche, étourdissements, bruissements dans les oreilles ; vue extrêmement confuse à gauche, nette à droite ; rien dans les organes de l'olfaction et de la gustation.

Fourmillements dans les membres thoraciques et abdominaux, avec insensibilité de la peau du côté gauche, jambe et bras. La sensibilité est conservée à droite et dans tout le tronc ; elle est un peu obtuse au côté gauche de la face. Les mouvements des membres sont difficiles, mais cette difficulté n'est pas en proportion de l'insensibilité. Deux saignées de trois palettes chacune ont été faites l'une le 27, l'autre le 28; le sang est riche et fortement couenneux. La malade a pris de plus la potion suivante :

Eau de mélisse.	100 grammes.
Extrait de valériane	1 —
Teinture de musc.	1 —
Sirop de fleurs d'oranger	15 —
Sirop d'éther.	15 —

Ce matin 29, amendement notable; moins d'engourdissements dans les mains, pas de changement dans les jambes; l'insensibilité persiste ainsi que la céphalalgie. Pas de fièvre. Aucun accident du côté du cœur. Langue naturelle. Rien du côté du canal intestinal. Saignée de 3 palettes; le sang de la saignée est très-couenneux.

1er mars. Le mieux se prononce. Les mouvements sont plus faciles, et la roideur est moindre. La sensibilité générale du côté gauche est presque entièrement revenue. La malade se plaint d'une constipation assez forte, que l'on combat par :

Eau-de-vie allemande	30 grammes.

2 mars. Le membre abdominal seul reste un peu insensible.

4 mars. Dans la journée, la main gauche se fléchit assez fortement; la sensibilité diminue. Ces accidents se dissipent d'eux-mêmes, et la jambe gauche reste seule paralysée comme la veille. La malade ne sent pas la terre de ce côté, lorsqu'elle marche.

9 mars. L'engourdissement s'est développé dans les deux mains; il a également pris les deux jambes. Bourdonnements d'oreille; vue nette. Pas de contracture; pas de garde-robes depuis la purgation.

Eau-de-vie allemande	30 grammes.

La potion a produit dix garde-robes.

10 mars. Les membres abdominaux sont revenus à l'état normal ; mais les membres thoraciques sont le siége d'une convulsion tonique intense avec prédominance de l'action des fléchisseurs. La malade éprouve de vives souffrances lorsqu'on veut redresser les doigts fléchis sur la main, ou étendre l'avant-bras. Ces douleurs coïncident avec une anesthésie complète de la peau des membres. Il n'y a plus de céphalalgie ; la vue est parfaitement nette. Agitation, sueur ; pouls fort, 120 pulsations. Une saignée de 3 palettes ; le sang est couenneux ; le caillot est très-rétracté, à bords relevés. Dès le soir, tous les accidents cessent ; la malade est calme, la fièvre, la contracture, l'anesthésie, ont disparu.

11 mars. Le mieux persiste.

Pendant un mois, les accidents se sont produits de nouveau plus effrayants que jamais. La contracture et la paralysie avec cette mobilité singulière que nous offre le commencement de l'observation ont successivement occupé et quitté tous les membres, et même la face ; arrivés à leur plus grand développement, ils nous ont donné des inquiétudes sérieuses. Les membres étaient violemment rétractés et fléchis, des douleurs vives accompagnaient le spasme. La face était entraînée fortement du côté gauche par une contraction musculaire tonique, et l'œil gauche, maintenu ouvert par la contraction violente et continue des abaisseurs de la paupière inférieure, était de plus entraîné dans un strabisme externe très-prononcé. La malade, effrayée par ces terribles symptômes, exprimait l'anxiété la plus profonde, et nous ne pouvions nous défendre d'une crainte que diminuait cependant la persuasion que nous avions affaire à une affection rhumatoïde. Tous ces accidents se dissipèrent sans laisser de traces.

Dans les derniers jours de son séjour, la malade fut prise d'une légère diathèse de suppuration, de tournioles multiples qui cédèrent à l'emploi de bains sulfureux. Vers le milieu d'avril, quelques étourdissements survinrent : une nouvelle saignée fut faite. Le sang produisit, un caillot adhérent au vase, large, riche, et ne présentant dans sa partie moyenne qu'une teinte d'un blanc jaunâtre.

La santé resta parfaite jusqu'au 6 juin, époque de la sortie de la malade.

Nous noterons, dans cette observation intéressante, la mobilité et tout à la fois la violence des phénomènes convulsifs, la douleur unie à l'anesthésie, le spasme à la paralysie, la contracture musculaire de la face et le strabisme.

Les symptômes généraux assez marqués, la céphalalgie, les étourdissements, la forme hémiplégique, dans le principe, pourraient faire penser à une lésion cérébrale; le peu de persistance des accidents suffirait pour éloigner cette idée. Nous ajouterons de plus que la céphalalgie hémiplégique siégeait du même côté que la paralysie. Ces accidents céphalalgiques sont pour nous tout à fait analogues à ceux dont nous avons déjà parlé.

Nous n'avions signalé encore que dans les membres l'existence de la paralysie idiopathique, on vient de voir qu'elle pouvait occuper les joues. En général elle ne frappe à la fois que l'une d'elles, et elle peut porter soit sur les muscles, soit sur la peau.

L'anesthésie unie à de vives douleurs, qui rapproche la paralysie essentielle des paralysies que les névralgies déterminent, nous servira plus tard pour établir l'origine et la nature de la maladie que nous étudions.

Dans l'observation qui précède, la paralysie disparaissait rapidement, et ne laissait pas de traces : il n'en est pas toujours ainsi. Assez souvent même elle résiste bien plus longtemps que la contracture; ses paroxymes sont plus prolongés, et la guérison ne s'opère que par degrés. Les malades commencent à marcher plus facilement, à se mieux servir de leurs mains, à sentir les corps lourds et volumineux; mais, pendant quelque temps encore, ils ne peuvent saisir les corps légers d'un petit volume. Ainsi les femmes qui avaient été frappées de paralysie partielle ne pouvaient attacher leurs épingles. La cessation de ce dernier symptôme était le signe d'une complète guérison.

La paralysie essentielle peut frapper la presque totalité des muscles du corps, mais elle peut aussi se borner à un petit nombre d'entre eux. Dans l'observation qu'on va lire, après avoir été précédée d'un sentiment général de faiblesse, elle apparut tout à coup dans les muscles de la partie postérieure du cou qui furent complétement paralysés. Cette singulière affection se dissipa d'ailleurs avec facilité.

Ve OBSERVATION.

Gallet (Victoire), âgée de trente ans, piqueuse de bottines, demeurant rue de la Cordonnerie, n° 15, est entrée le 28 mars 1846 au n° 4 de la salle Sainte-Julie.

Habituellement bien réglée, elle n'a jamais eu d'affections rhumatismales ni spasmodiques; elle n'éprouvait pas plus habituellement des crampes que toute autre personne dans l'état de santé; ces accidents étaient plus fréquents pendant ses grossesses.

Elle a eu trois enfants, le dernier est né il y a sept mois. L'accouchement a été simple, et l'allaitement s'est fait avec facilité. Elle habitait alors un logement sain au deuxième étage, et elle n'a pas pris froid. Il y a un mois qu'elle a sevré son enfant, parce qu'elle se sentait affaiblie. Rien ne lui indique que ses règles soient près de reparaître.

La faiblesse dont elle se plaignait a continué jusqu'à ce jour : elle était générale, mais elle frappait surtout les membres inférieurs. Ce n'est que deux jours avant son entrée à l'hôpital qu'elle est devenue assez marquée pour l'y amener. Faiblesse plus prononcée dans les extrémités, sans fourmillements ni anesthésie. Impossibilité de saisir avec les doigts les objets d'un petit volume, quoique la malade les sente parfaitement. Pas de fièvre, aucune douleur, pas de céphalalgie, ni de pesanteur du côté de la colonne vertébrale.

Deux jours après son entrée elle fut prise de fourmillements qui

occupèrent d'abord les extrémités inférieures pour gagner le lendemain les bras et surtout les mains.

Une saignée de trois palettes fut faite à la malade, le sang n'était
pas couenneux. Le lendemain elle prit un purgatif, et les symptômes
s'amendèrent, mais sans s'effacer complétement. Dix ventouses scarifiées furent appliquées le long du rachis. Les fourmillements diminuèrent encore, puis disparurent. La malade sentait sa faiblesse devenir
moindre.

Le 4 avril au soir, les fourmillements reparurent dans la main
gauche seulement. Ils n'étaient pas continus, mais revenaient par
accès durant cinq à dix minutes. Dans la soirée du 5 avril ils aban-
donnèrent la main pour se fixer sur les deux jambes. Ces accidents
durèrent jusqu'au 6. Du 6 au 10 avril il ne survint rien de nouveau.
Un peu d'œdème des membres inférieurs et de la face fit examiner les
urines, elles étaient albumineuses.

Le 12 avril, à onze heures du matin, la malade fut prise dans les
muscles de la partie postérieure du cou d'une faiblesse telle, qu'elle
ne pouvait relever sa tête qui tombait par son poids sur le devant de
la poitrine jusqu'à ce que le menton se mît en contact avec le sternum.
Quelques efforts qu'elle fît pour contracter les muscles extenseurs de
la tête ils restaient flasques et paralysés. Lorsque, au contraire, la tête
appuyée sur l'oreiller elle voulait la fléchir et la porter en avant, les
muscles de la partie antérieure se contractaient, et les mouvements
s'exécutaient facilement. Cette singulière paralysie est survenue tout
à coup, et est immédiatement arrivée au point où elle est maintenant.

Elle persista jusqu'au 13 avril au matin sans changement. M. Trousseau fit donner à la malade :

Extrait alcoolique de quinquina. . . . . 2 grammes.

Avant de l'avoir pris, la malade éprouva une vive chaleur, des congestions de la face qui est rouge et tuméfiée ; on constate une fièvre

assez vive. Vers le milieu de la journée, elle commence l'usage du quinquina. La fièvre diminue vers le soir, et les mouvements d'extension de la tête deviennent plus faciles.

Le 14, au matin, il ne reste plus de traces de paralysie ni de fièvre; on continue l'extrait.

Le 15, état général satisfaisant. Jamais, dit la malade, elle ne s'est sentie plus forte. Cependant les urines contiennent une abondante quantité d'albumine.

On a donné pendant quelques jours encore de l'extrait de quinquina, les forces se sont rétablies, et le 22 avril la guérison des accidents de paralysie semblait parfaite. L'albuminurie seule persiste.

Cette observation ne peut être considérée comme un fait simple de paralysie essentielle. Il s'y joignait, en effet, des accidents dus à l'état du rein : ainsi l'œdème des membres, la tuméfaction de la face ; mais à côté de ces symptômes, on remarque nettement dessinés ceux de la paralysie, dont l'heureuse et rapide terminaison ne peut laisser la nature douteuse.

Dans tous les faits que nous avons observés, les accidents se sont présentés de la même manière quant à la gravité réelle de l'affection ; mais nous avons dit que d'autres observateurs avaient été moins heureux. Que la maladie guérît ou qu'elle persistât, sa durée était, suivant eux, bien plus considérable, et on n'y remarquait pas ces transports brusques et rapides des accidents d'un point à l'autre de l'organisme. Est-ce bien la même affection que nous avons observée ? Ce sont au moins deux affections bien voisines, et qui ne diffèrent que par l'intensité. On sait combien il est difficile, surtout dans les maladies nerveuses, de juger des faits qu'on n'a pas suivis. Il y a un aspect, une physionomie qu'il faut apprécier soi-même pour arriver à de rigoureuses conclusions. Nous avons donc cherché, tout en tenant compte de ce que d'autres avaient vu, à ne pas nous écarter de ce que nous avions vu nous-même, et la description que nous avons donnée porte spécialement sur nos observations.

En résumé, ce qui ressort pour nous de cette étude, le voici : la paralysie essentielle des nouvelles accouchées se développe plus ou moins brusquement pendant l'écoulement des lochies, pendant l'allaitement, au retour des règles. Elle est comme la rétraction spasmodique qu'elle précède, qu'elle suit ou qu'elle accompagne souvent, précédée de fourmillements, d'engourdissements dans les points qu'elle va frapper ; elle attaque à la fois les quatre membres ou l'un d'eux isolément ; elle se manifeste par l'anesthésie ou la faiblesse musculaire. Comme les affections rhumatismales, enfin, elle se déplace et disparaît sans laisser de traces de son passage.

Nous dirons plus tard combien elle se rapproche des spasmes par ses causes et sa nature.

3ᵉ Forme. — Intermittence ou rémittence.

Il est de la nature des affections qui se développent par accès ou paroxysmes passagers de régulariser leurs retours et de prendre à un degré plus ou moins marqué le type intermittent ou rémittent. C'est ce qui s'observe assez fréquemment dans la maladie que nous étudions : soit qu'elle se manifeste par la contracture, soit que la paralysie domine.

Cette intermittence peut être envisagée sous deux points de vue différents ; on peut la chercher soit dans le retour plus ou moins régulier des paroxysmes, soit dans le développement, pendant la durée des accidents, de fièvre revenant à des intervalles égaux et appartenant même par leur périodicité aux types intermittents les plus fréquemment observés.

Pour exemple de ces deux variétés, nous donnerons l'analyse de deux observations publiées par Dance et par MM. Tessier et Hermel, et dont la première rentre à peu près dans les conditions de celles que nous avons recueillies nous-même.

VIe OBSERVATION.

Une femme âgée de vingt-cinq ans, d'un tempérament sanguin, d'un embonpoint marqué, fut reçue à l'hôpital le 5 octobre 1824. Accouchée quatre mois auparavant, elle avait été prise à cette époque de contractures douloureuses des membres qui s'étaient depuis manifestées par intervalles irréguliers. Ces accès, qui se prolongeaient chaque fois pendant trois ou quatre heures, étaient devenus depuis peu plus longs et plus répétés. Ils étaient d'ailleurs caractérisés par la contracture douloureuse des mains et des pieds que nous avons décrite et par une réaction générale assez vive. Le premier accès observé par Dance, le 5 octobre au matin, se reproduisit successivement le 6, le 7, le 8 octobre ; ce dernier dura sans intermission jusqu'au lendemain, 9. L'arrivée des règles et des sangsues appliquées pour suppléer à leur insuffisance amenèrent un amendement rapide et une complète guérison.

Il y a là évidemment une véritable intermittence dans le retour des paroxysmes ; voici un exemple de périodicité dans la fièvre.

VIIe OBSERVATION.

Marie Garnier, femme Suiron, âgée de vingt-six ans, est entrée à l'Hôtel-Dieu le 12 avril 1842.

Dans les derniers jours de mars, pendant ses règles, elle descendit à la cave ayant chaud ; ses règles s'arrêtèrent et ne reparurent plus. — Le 10 avril, elle fut prise de fourmillements, d'engourdissement, de douleurs lancinantes au bras, à la main gauche et au même côté de la face. — Le 11, les engourdissements avaient gagné la jambe gauche. La nuit, des spasmes douloureux occupèrent tout le côté gauche du corps, et le mouvement, la sensibilité, se perdirent progressivement de ce côté. — Le 13, la sensibilité persistait à un

faible degré à la cuisse et au tronc. La malade avait du trismus et le
côté gauche de la tête était très-douloureux. — Le 15, la perte de la
sensibilité était complète et hémiplégique. — Le 16, on apprit que
tous les soirs à neuf heures, la malade était prise de frisson suivi
d'une sueur, affectant seulement le côté gauche. — La rate s'étendait
au-dessus du niveau du mamelon et dépassait le sommet des fausses
côtes. Les spasmes avaient reparu. — Le sulfate de quinine pris à
dose élevée arrêta le premier jour l'accès de fièvre, qui fut seulement
indiqué le deuxième par une sueur légère accompagnée de douleurs
convulsives. — Le 18, les règles reparurent.

Le 19, la sensibilité se rétablit sur divers points. — Le 20, elle
était même exagérée dans les régions qui l'avaient recouvrée. — Le
25, l'anesthésie et les spasmes ne persistaient que dans le membre
inférieur gauche. Ils se dissipèrent peu à peu, le sulfate de quinine
continuant à être employé. — La malade sortit le 18 mai à peu près
complétement guérie. La rate avait déjà diminué de moitié.

Quoique recueilli dans des circonstances différentes de celles où
nous avons observé, ce fait présente avec quelques-uns des nôtres
des rapports frappants. La malade, il est vrai, n'était pas récemment
accouchée, mais la suppression de la menstruation la fait rentrer
dans des conditions analogues. Nous n'insistons ici que sur l'accès
de fièvre quotidienne accompagnant une paralysie partielle continue.
Nous n'avons pas vu la fièvre affecter dans ses retours une régularité absolue, mais nous avons observé des accès de contracture
revenant presque à la même heure et présentant à beaucoup d'égards
le caractère de l'intermittence. On en verra un exemple dans l'obs.
XVIII. Voici un fait dans lequel ils furent aussi séparés par des intervalles.

VIIIᵉ OBSERVATION.

Pivart (Elise), giletière, demeurant rue des Boucheries, 11, est entrée le 21 septembre 1845 au n° 13 de la salle Sainte-Julie. Agée de vingt-cinq ans, elle est accouchée, il y a un mois, de son quatrième enfant. Elle a nourri les trois premiers, et pendant tout le temps qu'a duré l'allaitement, elle n'a jamais éprouvé d'accidents analogues à ceux qui nécessitent son entrée à l'hôpital. Quatre jours après son accouchement, elle se leva pour donner des soins à l'un de ses enfants, fut prise de froid, saisie de frissons à différentes reprises, et, pendant douze ou quinze jours, elle eut une diarrhée considérable accompagnée de fièvre et d'un peu de métrorrhagie.

La diarrhée cessa sans que les lochies disparussent, et la malade fut prise de vomissements continuels. Arrivée à l'hôpital, l'administration d'un vomitif et d'un purgatif salin eurent sur ces accidents une heureuse influence ; mais une douleur vive d'oreille se manifesta et fut suivie d'une otorrhée.

Depuis deux jours, cet écoulement s'était établi, lorsque, dans la nuit du 27 au 28 septembre, la malade s'éveilla en sueur et s'aperçut que ses mains étaient engourdies, de telle sorte qu'elle ne pouvait prendre son enfant. Cet engourdissement était accompagné de fourmillements, de diminution de la sensibilité, de sensation de gonflement et de contracture dans le sens de la flexion, le pouce étant porté d'une manière notable dans l'adduction.

Des extrémités digitales, l'engourdissement remontait à peu près jusqu'au milieu des avant-bras. Vers le milieu du jour, il se dissipa. La solution de cet accès fut indiquée par la diminution des accidents du côté des mains et par leur propagation au bras et à l'épaule. Dans la soirée, ils reparurent vers la face, dont le côté droit était tuméfié, engourdi et comme paralysé. De vifs fourmillements s'y faisaient sentir, et un tremblement continuel des paupières avec larmoiement abondant venait s'y joindre. Tout cela cessa la nuit après une sueur abondante.

Dans le cours de la journée du 29, une douleur se manifesta vers l'hypogastre avec une sensation de titillation et de fourmillement singulière, puis les cuisses se prirent, et l'engourdissement gagna les mollets. Enfin, tous les phénomènes observés aux mains se reproduisirent aux pieds. Ils étaient plus prononcés quand la malade était au lit. La perte de sentiment était incomplète, et, quoique la sensation de résistance produite par le sol ne fût que très-incomplétement sentie, la marche était encore possible. Pendant la nuit, tout cessa de nouveau après une sueur abondante.

Le 30 septembre, vers six heures, les accidents reparurent dans les mains, qui, légèrement tuméfiées, n'étaient pas douloureuses à la pression. La constriction de l'avant-bras ou du bras faite avec une bande comme pour une saignée faisait naître de vives douleurs. D'ailleurs l'état général était satisfaisant et le cœur exécutait régulièrement ses fonctions.

1er octobre. L'engourdissement a duré hier dans les mains jusqu'à midi ; il s'est porté alors aux pieds et aux jambes ; pendant une heure. A six heures du soir, il a reparu dans les bras pour cesser seulement à cinq heures du matin. A la visite, il ne reste qu'un peu de roideur dans les mains, le pouls est très-lent ; il n'y a ni fièvre ni chaleur à la peau. L'appétit se soutient.

2 octobre. Hier, l'engourdissement a duré deux heures dans les jambes ; il a été peu marqué et s'est terminé sans fièvre. A dix heures du soir, il a commencé dans les mains avec une grande violence et s'est terminé à trois heures par de la sueur, en laissant dans les membres affectés un sentiment de lassitude aussi marqué que celui qui résulte d'un travail très-pénible. Une céphalalgie assez vive s'est alors développée ; elle dure encore. La face est libre.

3 octobre. Les douleurs de tête ont cédé vers midi, et elles ont été remplacées par la contracture des jambes qui a duré une heure. Tout s'est bien passé jusqu'à six heures. Il est alors survenu une céphalée qui a cessé à dix heures du soir. La contracture et l'engourdissement ont dès lors frappé les mains et les bras, et ont persisté jusqu'à trois heures du matin. Les douleurs de tête leur ont succédé et persistent encore.

On fait à la malade une saignée de trois palettes. Pendant la saignée, elle éprouve dans les jambes des contractures qui cèdent au bout de dix minutes. Le sang retiré de la veine est riche et un peu couenneux.

4 octobre. Les contractures n'ont pas reparu; il n'y a nulle part ni roideur musculaire, ni paralysie. La céphalalgie persiste; les lochies sont toujours supprimées.

Dans la journée du 4 et dans celle du 5, il y a eu quelques légers engourdissements; mais le 6 au soir et pendant toute la nuit, les accidents sont revenus plus forts que jamais dans les membres supérieurs et inférieurs. Ils se sont dissipés à cinq heures du matin en laissant une très-grande fatigue. Pendant que les douleurs occupaient les extrémités, la tête était presque complétement dégagée; depuis qu'elles ont cessé elle s'est reprise; mais, de plus, la langue est devenue très-douloureuse; elle est le siége d'un sentiment ardent de cuisson.

La journée du 7 ne fut marquée que par des élancements douloureux dans le côté droit de la tête et un vif sentiment de brûlure à la langue qui rend fort pénible le contact des aliments. La langue est rouge sur les bords, et les papilles sont fortement saillantes.

9 octobre. Alternatives de cessation complète des douleurs dans les membres et de crampes violentes avec douleurs vives vers l'estomac. Sentiment d'oppression; douleur dans le côté; céphalalgie.

Eau-de-vie allemande . . . . 30 grammes.

10 octobre. Douleurs dans presque toutes les articulations, sans gonflement, suivies de chaleur et de démangeaisons dans le dos. Pas de céphalalgie. L'irritation de la bouche persiste. Le purgatif n'a produit aucun effet.

11 octobre. Douleurs moindres au creux de l'estomac et dans le dos; toux sèche sans aucune expectoration.

14 octobre. Il y a eu le 12 une espèce de roideur dans l'une des jambes. Depuis lors tout a été très-bien. Aujourd'hui, quelques dou-

leurs d'estomac, un peu d'oppression. La langue va bien; un peu d'irritation de la muqueuse des joues et des lèvres.

16 octobre. La malade sort bien portante.

Ce fait est intéressant à bien des égards, et il vient appuyer plusieurs des assertions que nous avons avancées dans le cours de ce travail; mais ici nous ne l'examinerons qu'au point de vue des retours des accidents.

Du 28 septembre au 6 octobre, c'est-à-dire pendant un intervalle de neuf jours, ils se sont produits par accès nettement dessinés. Ces accès ont été au nombre de neuf; entre eux se sont placés des accès moins marqués, indiqués seulement par des fourmillements, des élancements, des contractures très-légères, et très-fugaces. Ces accès, tant violents que légers, ont été séparés par des intervalles d'abord assez constants, et durant de seize à dix-huit heures, puis un peu variables, ce qui s'explique par la perturbation déterminée par le traitement.

Ils ont varié de dix à deux heures dans leur durée. Les paroxysmes, il faut le dire, n'ont pas d'ailleurs présenté les caractères tranchés de la fièvre intermittente; le frisson a manqué à leur début, mais ils se sont à peu près constamment terminés par la sueur.

Le plus habituellement aucun accident ne se manifestait entre les accès; la céphalalgie seule traversait souvent la période de calme pour cesser lorsque le paroxysme se reproduisait. Dans une observation qui trouvera sa place lorsque nous parlerons du traitement, les spasmes revenant à des époques variables, la fièvre se développait chaque jour à midi et durait jusqu'au soir.

Pour compléter ce que nous avons observé nous-même, nous signalerons ici une observation dans laquelle les accès paroxystiques se développèrent sous le type octane, puis tierce. Elle a été publiée par M. le docteur Perrin (*Journal de médecine,* 1845, p. 82) et reproduite par M. Lartigue dans l'*Encyclographie médicale.*

IXe OBSERVATION.

Un homme de quarante-huit ans souffrait depuis plusieurs années d'un rhumatisme chronique fixé sur les articulations du membre supérieur gauche qui l'avait mis pendant près de dix mois dans l'impossibilité à peu près complète de travailler. Il fut atteint, vers la fin du mois de juin dernier, d'une contracture intermittente partielle curieuse à divers titres.

Ce malade, d'une petite stature, est d'une santé assez faible. Il y a quatre ans, il a eu pendant six mois des accès de fièvre intermittente quarte qui se sont passés d'eux-mêmes, et n'ont offert rien de remarquable.

La maladie dont il est affecté aujourd'hui est survenue sans cause connue et s'est exactement reproduite six fois de suite dans la nuit du vendredi au jeudi de chaque semaine.

Chaque accès s'accompagne de symptômes fébriles excessivement peu prononcés : courbature et sentiment de brisure générale, céphalalgie très-faible, soif normale, anorexie incomplète, intelligence intacte, intégrité des sens absolue, mouvement fébrile peu intense. Le frisson initial de la fièvre est très-court, et promptement remplacé par une chaleur modérée, mais sensible, qui se continue à peu près jusqu'à la fin de l'accès; c'est à peine si une légère moiteur existe à la peau au moment où la fièvre vient à cesser complétement, ce qui arrive au bout de dix-huit à vingt heures.

Aussitôt cette légère fièvre déclarée, le malade sentait l'avant-bras gauche invinciblement se fléchir sur le bras et venir s'appuyer sur la face antérieure du thorax. L'avant-bras solidement fixé ne pouvait plus être étendu. L'articulation du coude était comme ankylosée; on l'aurait brisée plutôt que de lui imprimer quelques mouvements. On pouvait constater l'état de contraction des muscles de la région antérieure du bras et sentir la portion tendineuse du biceps brachial formant au-devant de l'articulation comme une corde dure et tendue.

La flexion permanente des doigts dont les extrémités venaient effleurer légèrement la paume de la main indiquait également la contraction des muscles fléchisseurs correspondants de l'avant-bras.

Aux convulsions toniques partielles venaient s'ajouter d'autres phénomènes non moins curieux du côté des synoviales articulaires. Ainsi des picotements très-douloureux se faisaient sentir du côté gauche dans les articulations de l'épaule, du coude, du poignet, dans la deuxième articulation du doigt médius et, au membre pelvien du même côté, dans les articulations métatarso-phalangiennes et tibio-fémorales.

Au bout de deux ou trois heures, un gonflement œdémateux, un empâtement sans rougeur, sans chaleur intense, survenait au coude, au niveau de la deuxième articulation du doigt médius, au genou et enfin autour des articulations métatarso-phalangiennes. Puis bientôt on pouvait constater qu'un épanchement très-appréciable de sérosité s'était formé dans l'articulation du coude et dans celle du genou. Ce n'était qu'au bout de deux ou trois jours que ces gonflements et épanchements articulaires disparaissaient complétement, et avec eux la gêne des mouvements qu'ils avaient occasionnée.

Quant à la contracture que j'ai signalée du côté du membre supérieur, elle ne persistait que pendant la durée de l'accès, et à mesure que la détente du mouvement fébrile s'opérait, la malade recouvrait peu à peu les mouvements de son bras.

Au septième accès, la fièvre disparut complétement d'elle-même pour reparaître six semaines après avec les mêmes symptômes, mais sous le type tierce. C'est alors seulement que je fus appelé près du malade qui avait déjà eu deux accès.

En présence de pareils accidents, et sans m'arrêter aux éléments curieux de la maladie, je ne vis comme indication unique que l'élément intermittent à combattre, ce que je fis en prescrivant 2 gram. de sulfate de quinine auxquels j'associai 20 centigr. d'extrait de belladone, et qui furent pris à doses fractionnées.

Un troisième et dernier accès eut encore lieu; depuis la fièvre n'a pas reparu, et la guérison s'est maintenue; mais le malade, comme par le passé, continue à souffrir par intervalles de ses douleurs rhumatismales.

Nous avons cru devoir rapporter en entier cette curieuse observation, parce qu'elle offre l'exemple d'un type intermittent fort rare, et qu'elle éclaire le diagnostic et la thérapeutique des affections que nous étudions.

Il nous reste peu de chose à ajouter pour terminer ce qui se rapporte à la forme intermittente des spasmes musculaires partiels. Cette intermittence ne modifie en rien les phénomènes convulsifs, elle ne change que le mode d'apparition des accès, qu'elle régularise. Ces accès d'ailleurs sont extrêmement variables dans leur durée, qui peut être de quelques minutes à peine ou se prolonger plusieurs heures.

Différents types ont été indiqués, soit dans les retours de la fièvre, soit dans ceux des contractures elles-mêmes. Le type quotidien, le type tierce, ont été le plus habituellement observés. Plus souvent encore, disons-le, les accès se sont produits sans que des intervalles réguliers séparassent leurs apparitions, ou bien ces intervalles ont été d'un nombre d'heures plus ou moins considérable, mais toujours le même dans la même observation.

L'état du malade varie pendant les espaces de temps qui s'étendent entre les paroxysmes. Tantôt aucune trace de la maladie ne s'y manifeste, à l'abattement, à la fatigue près qui suivent nécessairement les attaques, et qui sont très-prononcés chez le plus grand nombre des malades; tantôt même, entre les accès, quelques accidents persistent et donnent à la maladie la physionomie d'une fièvre intermittente. On trouve des faits de cette espèce parmi ceux qui ont été publiés.

Symptômes généraux. — Ainsi que nous l'avons vu dans l'observation VIII, il est rare que les paroxysmes soient nettement caractérisés par l'existence des trois stades. Le frisson manque habituellement; mais, outre que les accès légitimes de fièvre intermittente sont seuls constamment précédés par la période de froid, on doit remarquer ici que le frisson est un spasme, un accident convulsif véritable. Rien n'empêcherait d'admettre que les spasmes musculaires, qui apparaissent dès le principe du paroxysme, remplacent les accidents nerveux d'invasion de la fièvre, et qu'ils établissent comme une révulsion, un obstacle à des convulsions générales.

La sueur, au contraire, a très-fréquemment marqué la période de déclin des accès spasmodiques. Nous dirons cependant qu'elle ne lui était pas exclusivement attachée, et que souvent une large transpiration accompagnait la période d'état.

Considérée dans ses manifestations circulatoires, la fièvre, en général, n'a été que médiocrement développée chez nos malades. Un peu de fréquence, de dureté du pouls, un peu de chaleur de la peau et de rougeur de la face, les accidents légers d'une expansion sudorale enfin, si nous osons ainsi parler, en ont fait le plus souvent tous les frais. Cependant nous avons observé (obs. IV) une véritable fièvre, ayant tous les caractères de la fièvre rhumatismale.

Il n'est pas exact de dire, comme l'a fait De la Berge, que la céphalalgie est généralement en rapport avec l'intensité des accidents fébriles; nous avons déjà vu, au contraire (obs. VIII), ce symptôme occuper les intervalles d'apyrexie pour disparaître au début des paroxysmes.

Marche et durée de chaque accès, et de la maladie en général. — Dans l'exposé des phénomènes qui se produisent pendant un accès, nous avons indiqué nécessairement quelle était la suite et la direction des accidents. Nous ne reviendrons ici que sur quelques détails, et nous résumerons ce que nous avons déjà dit.

L'accès commence, en général, dans les membres supérieurs, et par les points les plus éloignés du tronc. Le plus souvent, il en est de même pour les membres inférieurs, et le pied est le premier affecté.

Beaucoup plus rarement. les douleurs commencent par les origines
nerveuses, et se font sentir dans le bassin avant de se porter vers
les membres.

La terminaison des accès présente la même irrégularité. Tantôt les
douleurs et la contracture cessent à la fois dans tout un membre
en s'affaiblissant graduellement, tantôt elles abandonnent certaines
parties en se prolongeant dans quelques autres. Nulle part nous n'a-
vons fait cette remarque avec autant de netteté que dans l'observation II. La malade, très-intelligente, nous rendait compte de tout ce
qu'elle éprouvait avec le plus grand soin. Dans la décroissance de
l'accès, les douleurs abandonnaient les extrémités, et il lui semblait
qu'elles remontaient en suivant le trajet des nerfs jusqu'aux plexus
brachial et lombaire, pour disparaître vers la colonne vertébrale.
Notons qu'elle conservait quelquefois le long de l'épine des picotements, de la chaleur et un sentiment marqué de pesanteur.

La durée des accès était extrêmement variable, depuis quelques
minutes pendant lesquelles de légères secousses convulsives se faisaient sentir, jusqu'à plusieurs heures et même plus d'un jour. La
variété qui s'accompagne de paralysie est celle dans laquelle ils se
sont prolongés le plus longtemps.

La réunion des paroxysmes, séparés ou non par des intervalles de
santé complète, constitue la durée totale de la maladie. Cette durée
a varié dans nos observations de cinq jours à plus de deux mois. C'est
de quinze à vingt jours que les accidents se prolongent le plus
habituellement.

Il est dans leur nature de se reproduire, et c'est une condition favorable à leur apparition que d'en avoir été déjà frappé. On le verra
dans les observations X et XVII. Nous avons fait cette remarque dans
les observations publiées par différentes personnes, que dans les circonstances où la maladie avait eu de la gravité, c'était, en général,
lorsqu'elle s'était répétée plusieurs fois.

Les espaces de temps qui séparent différentes attaques de la mala-

— 50 —

die sont très-peu constants, ils varient de quelques mois à plusieurs
années. Dans une de nos observations, les attaques, au nombre de
six, ont été séparées par des intervalles de santé parfaite, qui ont
varié de trois mois à plus d'un an. Dans une autre, elles se reproduisaient tous les printemps. Dans une observation publiée
par M. Hérard (*Gazette des hôpitaux*, 1845) elles reparaissaient
presque tous les hivers, la santé se maintenait bonne le reste de
l'année.

RECHERCHES HISTORIQUES ET BIBLIOGRAPHIE.

Les recherches historiques semblent devoir occuper peu de place
dans une étude que l'on fait remonter à une époque aussi rapprochée. Nous donnerons cependant un assez grand développement à
cette partie de notre travail. Quelques personnes ont cherché à retrouver dans les anciens auteurs la preuve que les spasmes idiopathiques étaient depuis longtemps connus. Il nous a donc fallu rechercher dans les auteurs indiqués et dans d'autres, si véritablement
des observations suffisamment probantes, s'y trouvaient consignées,
et surtout si des réflexions pratiques ou théoriques y étaient annexées.
Nous avons discuté avec soin tous ces faits. On comprend facilement que, décrivant une maladie nouvelle encore dans les annales
de la science, et qui n'avait encore été le sujet d'aucun travail complet, nous ayons eu besoin de nous éclairer de tout ce qui en avait
été dit. Tous les observateurs en avaient regardé une face, et il est
bien remarquable que presque toutes les observations recueillies
depuis Dance aient pris un caractère particulier, sous la plume des
différents médecins qui s'en sont occupés. Était-ce une seule et même
maladie que constituaient toutes ces recherches ? C'est ce qu'il fallait
établir.

L'étude complète des spasmes musculaires devait, pour nous, résulter de deux choses principales, l'examen de nos observations,

leur comparaison avec les faits connus. Il nous a paru utile, dans ces
conditions, de changer l'ordre généralement adopté dans les travaux
nosographiques, et après avoir ébauché seulement la description par
l'énoncé des symptômes, avant d'arriver à l'étiologie et à la localisation de la maladie, d'énumérer et de discuter tout ce qui avait été
dit sur le même sujet. Nous ajouterons ainsi à notre observation
personnelle le résultat des études de ceux qui nous ont précédé, et
c'est chargé de tous les matériaux que nous aurons pu rassembler
que nous arriverons à l'examen des questions générales qui dépendent de notre sujet.

Il avait été généralement admis que le spasme musculaire tonique
idiopathique, était une affection récemment décrite, et dont on ne
pouvait retrouver de traces dans les auteurs qui avaient précédé
Dance. M. Imbert-Goubeyre, dans sa thèse inaugurale (1), exprima
une opinion différente et chercha à établir que, dans les siècles précédents, les contractures des extrémités avaient été connues. Une bi-
bliographie assez étendue étant jointe à ce travail, et M. Imbert
étant le seul à notre connaissance qui ait fait des recherches de ce
genre sur le point scientifique qui nous occupe, nous nous servirons
de ses études, en y ajoutant celles que nous avons faites nous-même.

Disons, toutefois, que c'est afin de compléter, même au point de
vue de leur histoire, la connaissance des rétractions spasmodiques,
et pour éviter de longues recherches à ceux qui voudraient les étudier de nouveau, que nous avons rassemblé les faits, qui de près ou
de loin peuvent s'y rattacher. Nous ne tirerons pas, en effet, un grand
profit de ce que les auteurs anciens nous ont laissé sur ce sujet. La
plupart des observations que l'on trouve consignées dans leurs écrits
ne s'en rapprochent même que d'une façon fort douteuse. Nous chercherons à en apprécier la valeur.

L'auteur le plus ancien que M. Imbert signale dans sa thèse est

(1) Thèses de la Faculté de Paris, n° 23 ; 1844.

Jos. M. Pechlin (1). Dans l'observation citée, on ne peut rapporter
aux rétractions spa modiques que la phrase suivante qui, selon nous,
est insuffisante pour en établir la nature : « Vix quartus dies præter-
« ierat cum hora sexta vespertina valentem ludentemque cum pari-
« bus, velut fulmine ictum violentæ corporis palpitationes et, ut ita
« dicam, conglobationes invaderent, hoc graviores, quod profundis-
« simis et citissimis suspiriis intensissimaque thoracis elevatione comi-
« tatæ essent, jamque defectura anima videretur, semper tamen et usque
« sui potens, sciensque quid ageret, matri se proximæ commendabat;
« ipse autem, quantis poterat viribus coeuntes in se pedum manuum-
« que digitos explanabat, quo descendentes spasmos anteverteret ;
« quod si vis elateris spasmodici fortior esset quam ut obsistere posset,
« vicinis imperabat membra validius comprehenderent, ne, in se con-
« globata, mox iterum impetuosius laxata, damnum acciperent. » Evi-
demment il s'agit de convulsions cloniques et non pas des spasmes
toniques qui font le caractère propre de l'affection qui nous occupe.
L'observation suivante, puisée dans Gui Riedlin (2), ne nous semble
pas beaucoup plus concluante :

« Convulsio manuum. — Erasmi Mohren textoris filius, 17 annorum,
« cum graviter ex capite doluisset et cordis oppressionem passus esset,
« tam arcte ipsi mox digiti utriusque manus intro convelluntur ut
« nulla vi eosdem extendere posses ; imo si quando illud tentabatur,
« dolores insignes obinde patiebatur..... Sub vesperum...... digitos
« rursus extendere citra molestiam cœpit. »

De Haen (3) donne les deux observations suivantes :

---

(1) *Pechlini observation. medic.* (obs. 65).

(2) Gui Riedlin, *Observat. med.*, cent. 3, obs. 99.

(3) De Haen, *Ratio medendi*, t. 1, p. 385 et 85.

« Feersteim, 48 annos natus, a nulla causa quantum ipse novit præ-
« gressa, brachia percepit ad duros vulcani labores pedetentim inep-
« tiora reddi, ipsosque demum digitos manere curvos atque etiam
« omnes has partes a summa nucha ad ipsos usque digitorum apices
« dolere. Ad machinam adhibitus , sex hebdomadum tempore digitos
« movet. »

« Puellæ, 14 annorum, ignota de causa, sinistra manus intumescit,
« livescit, digitique firmiter in pugnum contrahuntur et lævum pe-
« dem choræa invadit. »

Le premier de ces deux faits ne nous paraît pas pouvoir être rapporté au spasme musculaire partiel et aigu. Dans une autre partie de
ce travail, nous rechercherons s'il ne serait pas possible d'établir
quelques rapports entre les deux espèces de contracture; mais l'absence des paroxysmes caractéristiques, la chronicité évidente de la
maladie, le peu de détails que renferme d'ailleurs l'observation, ne
nous permettent pas de la considérer comme pouvant servir à démontrer chez les auteurs du siècle dernier la connaissance de la contracture idiopathique.

L'observation dont nous allons donner un extrait est considérée
par M. Imbert comme appartenant à cette maladie :

Arthritis convulsiva cum tetano (1).

Un cordonnier de trente-deux ans, adonné à la boisson, anciennement affecté d'une vive douleur qui siégeait dans la région cervicale,
puis, pendant six mois, d'une fièvre intermittente qui fut successivement quotidienne, tierce et quarte, éprouva plus tard des phénomènes
nerveux longuement énumérés dans l'observation, et qui peuvent
être rapportés à ce qu'on a appelé *hypochondria cum materia*. Il commença dès lors, dit le texte, « in singulis membris , maxime artubus

____

(1) Emm. Weismann, *Ephem. alleman.*, centur. 3 et 4, p. 163.

« pungi dolore nunc vago, nunc fixo, diverso durationis intervallo.
« Retracti sunt digiti manuum, præprimis dextræ, ac adeo incurvati,
« ut extra et in rectum reduci non possint. Toto corpore lassus et
« emaciatus, non fatiscente tamen appetitu et consilio amicorum, ce-
« phalicam pedum secari et largiter fluere voluit, mitigato quidem ad
« 2 hebdomades malo, sed postea illo irrumpente in veras convul-
« siones paroxysmantes, siquidem prævia oculorum obnubilatione, su-
« surru aurium, pulsatione temporum, tremore brachiorum eorumque
« musculorum tremula subsultatione et præcordiorum anxietate stran-
« gulatoria, si non omni, certius altera hebdomade convellitur, toto
« tam tempore frigidus et rigidus fit, ac clausis oculis et aperto rictu,
« absque omni sensuum motus aut respirationis indicio, lapidis aut
« trunci instar per dimidiam horam jacet, prima vice pro mortuo extra
« hypocaustum portatus. Finito paroxysmo, semi-stupidus, passionis
« tamen suæ non omnino immemor, lectum petit et per aliquot horas
« placide dormit. »

Cette citation nous permet, on le comprend, de rejeter encore cette
observation sans insister sur les caractères évidents qui la séparent
des nôtres. Elle n'a de commun avec les spasmes idiopathiques que
la contracture des mains chez un individu affecté probablement de
convulsions épileptiques, avec perte de connaissance. En pareil cas,
les contractures sont trop communes pour que nous nous y arrêtions
plus longtemps.

Nous avons voulu voir si, comme on l'a dit, on rencontrerait dans
Sauvages l'indication d'une maladie analogue à nos spasmes musculaires ? nous avons trouvé à l'article indiqué par M. Imbert : « Con-
« tractura dolorifica ; Occitanis : Gambarot (1). Notum est ex veteri po-
« dagra aut rheumatismo mire contrahi et contorqueri extremos arti-

____

(1) Sauvages, *Nosologia medica, spasmi partiales tonici*, § 4, *contractura*, in-4°;
Amstelodami, 1768.

« culos, atque immobiles evadere, cum sensu vel doloris acuti, vel
« stuporis et debilitate partis. »

Nous croyons qu'il s'agit ici de ces contractures qui s'établissent
le plus souvent à la suite des déformations articulaires et de la des-
truction des cartilages chez les individus anciennement affectés de
rhumatisme et de goutte. Le mot *contracture* ne permet pas d'ailleurs,
défini comme il l'est par Sauvages, de rapporter cet état à une affection spasmodique passagère.

Ici se terminent les recherches de M. Imbert. Le silence de Van
Swieten, celui de Cullen et de son commentateur, et de tous les auteurs qui ont, au commencement du siècle dernier, cherché à réunir
le plus grand nombre de maladies possible dans leurs catalogues
nosographiques, ne nous laissait pas espérer d'être plus heureux que
lui. Nous avons cependant fait des recherches nouvelles dans un
grand nombre d'auteurs. Nous consignerons ici les résultats peut-être
peu concluants que nous avons obtenus.

Bien avant Pechlin, J. Schenck (1) avait rapporté l'un des faits qui
se rapprochent le plus de ceux que nous avons recueillis : « A me
« spasmus quidam notatus est qui omnes fere corporis partes per in-
« tervalla quædam temporis pervadens misere affligeret donec acces-
« siones acquiescerent. Quæ tamen denuo redeuntes unam partem
« post aliam crudeliter affligebant, miserabili adstantium spectaculo.
« His spasmis vexati plerique evaserunt...... Quibus evadere periculum
« contigit, ii maxime sanguinis extractione et topicis ad frigiditatem
« declinantibus adjuti sunt. — Fuldanam tamen fœminam, pistoris cu-
« jusdam uxorem vidi quæ cum toto corpore rigeret et omni sensu
« destituta videretur, decocto ex aqua lavandulæ in qua ruta et casto-

---

(1) Joannes Schenckius, *Observ. medic.*, p. 128, *de spasmo*, Francofurti, Nic.
Hoffmann, 1609.

« reum coctæ essent violenter ori infuso a me sanitati restituta fuit. »
(Ætheus, *Liber observ. propriarum.*)

« Quædam mulier passa dolores brachiorum, humerorum, genuum
« cum contractione....... excitato sudore convaluit. » (R. Solenander,
sect. 7, con. 15.)

Nous avons rencontré dans Ettmuller, sous le titre : *Morbus hun-
garicus, spasmus extremorum*, un fait qui nous a intéressé, parce
qu'il se rapproche d'une observation de M. Demarquay, citée par
M. Imbert, et d'un fait que nous avons observé nous-même (obs. XI).
Il s'agit de spasmes toniques passagers observés dans la convalescence
d'une fièvre typhoïde ou pendant son cours. Le malade d'Ettmuller
avait été affecté du mal de Hongrie (typhus épidémique), en soi-
gnant des soldats hongrois qui en étaient atteints. Après avoir décrit
la maladie et le traitement qu'il lui imposa, Ettmuller ajoute : Die
« ♀ 9 junii, cum optime haberet, a meridie dolor insignis articulos
« manus, cubiti, humeri et digitorum prehendit ita ut rigidi quasi
« fierent, quin et spasmo quodam convelleretur maxilla inferior et
« præsertim similis dolor spasmodicus, colli partem posteriorem et
« hinc laryngem occuparet. »
La thériaque, le camphre, le bézoard, la confection alkermès, l'ab-
synthe, la menthe, furent employés pour combattre ces accidents.
Ils disparurent, pour revenir le 17 du même mois, sous l'influence
d'écarts de régime : un vomitif et les mêmes médicaments eurent
encore d'heureux résultats. Des accès de fièvre se manifestèrent les
jours suivants et furent jugés par d'abondantes sueurs.
Le 20, les spasmes reparurent; ils furent combattus par les an-
tiscorbutiques, et le malade guérit.

Ettmuller paraît attribuer au scorbut les symptômes notés ci-dessus.
On sait quelle extension le scorbut prend dans les écrits des médecins
de cette époque, et dans les siens en particulier; c'est ainsi qu'à

l'exception du rhumatisme articulaire, il range sous le titre commun de *Arthritis vaga scorbutica,* presque toutes les douleurs rhumatismales qu'il attribue au dérangement de la lymphe et au *sal scorbuticum vellicans fibras nerveas motrices.* Il faut donc ne pas donner à l'opinion qu'il exprime sur la cause des spasmes une valeur trop grande, et placer tout à fait en dehors du scorbut l'observation qu'il rapporte pour la ranger auprès de celles que nous venons de citer.

Dans une autre partie de ses œuvres (1), Ettmuller rapporte au scorbut des douleurs partielles avec paralysie, convulsions passagères, fourmillement des extrémités : « Dolores hi artuum sunt vel leviores « vel graviores, subinde sensus vermiculationis seu formicationis in « extremitatibus artuum percipitur..... Interdum motus adest et sensus « deficit ut si quid in manu teneant, illud non sentiant; interdum ex « tali paralysi contracta membra fiunt, rigida, contracta et tamen non « immobilia. Loco paralyseos contra frequentes admodum convulsiones « motusque convulsivi scorbuticos insigniter vexant... »

Nous reproduisons cette description avec toutes les réserves possibles, d'autant plus qu'Ettmuller porte un pronostic grave : il recommande l'usage des vomitifs.

Ici se termine ce que nous avons rencontré dans les auteurs qui ont précédé Dance. On voit que, si l'on peut soutenir qu'ils ont connu quelque chose d'analogue aux spasmes musculaires, rien cependant n'est moins prouvé. C'est à Dance qu'il faut rapporter l'honneur d'avoir le premier appelé sur eux l'attention; c'est de lui seulement que date leur étude.

Les faits qu'il avait observés présentaient deux points saillants:

---

(1) *Scorbutus,* t. 2, 1re partie, p. 484.

8

la contracture très-développée et l'intermittence. La généralisation
des spasmes, leur intensité, l'avaient porté à les rapprocher du tétanos, et le titre de tétanos intermittent exprime nettement l'idée
qu'il s'en était formée. Il avait d'ailleurs noté le retour par accès, les
engourdissements précurseurs, les caractères de la période d'état, les
sueurs du déclin des paroxysmes. La forme des contractures, les
variétés dans la longueur des accès, ne lui avaient point échappé. Il
avait signalé de plus, pendant les attaques, des tressaillements, des
secousses douloureuses et comme tétaniques dans les muscles spasmo-
diquement rétractés. Ces palpitations fibrillaires ont rarement été
rencontrées depuis.

Dance avait hésité à établir la nature de cette maladie : « Ce serait,
dit-il, une fièvre intermittente tétanique qui, par ses symptômes
anormaux, mériterait d'être classée parmi les fièvres pernicieuses,
mais que sa terminaison heureuse et spontanée devrait empêcher
de ranger dans cet ordre de fièvres. » Depuis l'époque où le travail de
Dance fut publié (1) jusqu'à l'année 1843, un seul fait nouveau fut
observé chez les adultes. Plusieurs mémoires, au contraire, rappor-
tèrent à la forme morbide qu'il avait décrite des névroses observées
chez les enfants.

Dès 1832, M. Tonnellé (2) publia un mémoire intéressant sur des
faits recueillis dans le service de M. Jadelot. Ces faits sont au nombre
de dix : huit ont été observés chez de très-jeunes enfants, deux chez
des jeunes filles de quinze ans, au moment de l'apparition des règles ; ils ne présentent d'ailleurs rien que nous devions ajouter à nos
précédentes observations. M. Tonnellé attribue à des modifications
dans la quantité du fluide nerveux poussé dans les membres les altérations convulsives qu'il décrit.

---

(1) Dance, *Observations sur une espèce de tétanos intermittent* (*Arch. gén. de méd.*,
t. 26, p. 190, 1re série ; 1831).

(2) Tonnellé, *Mémoire sur une nouvelle maladie convulsive des enfants* (*Gazette
médicale*, t. 3, n° 1 ; 1832).

Il considère le système nerveux central comme l'origine de ces lésions nerveuses partielles. Il tend, du reste, vivement, quant aux rapports qu'il établit entre les convulsions toniques et les maladies inflammatoires qu'elles accompagnent dans la plupart de ses observations, à l'opinion émise par l'école physiologique sur la nature des névroses. C'est une réaction des organes malades sur le cerveau opérée par l'intermédiaire des nerfs, réaction d'où découlent comme résultats les phénomènes convulsifs.

Sous le titre de *Contractures essentielles*, M. Constant inséra dans le même journal (1) des réflexions tirées de la clinique de M. Guersant. Ce médecin repousse toute liaison entre les contractures et une altération des centres nerveux. Son observation l'amène à considérer l'impression du froid comme ayant sur leur production une influence fréquente. Il ne fait différer les contractures idiopathiques du tétanos qu'en ce que, dans ce dernier, les muscles profonds sont convulsés, tandis que, dans les premiers, la rétraction ne frappe que les muscles superficiels.

Dans la même année, parut, sur le même sujet, un travail de M. W. Murdoch (2). Cet observateur ne se prononce pas d'une manière absolue sur la localisation anatomique de la maladie; il en rapproche les torticolis musculaires, qui n'en diffèrent que par leur marche moins aiguë. Il attribue à la profession de couturière, de cordonnier, une influence marquée sur la production des rétractions spasmodiques.

Depuis cette époque, M. Constant a publié (3) un fait nouveau de contracture, mais affectant la forme chronique. Nous ne rappelons

---

(1) Constant, *Observations et réflexions sur les contractures essentielles* (*Gazette médicale*, t. 3, p. 80; 1832).

(2) W. Murdoch, *Considérations sur les rétractions musculaires et spasmodiques* (*Journal hebdomadaire*, t. 8, p. 417; 1832).

(3) Constant, *Bulletin de thérapeutique*, t. 8, p. 134; 1835.

ce fait, qui s'éloigne de ceux que nous étudions, que pour signaler le
rapport établi par M. Constant entre les névralgies en quelque sorte
épidémiques qui régnaient alors chez les adultes, tandis que les
enfants étaient affectés épidémiquement aussi de névroses diverses.

De la Berge (1) rassembla dans un excellent travail, le plus important
qui ait été fait sur ce sujet, les observations publiées déjà et celles
qu'il avait lui-même recueillies. Quoiqu'il eût, dans une autopsie,
rencontré de l'infiltration des méninges, il n'hésita pas à considérer
comme toute locale la cause des rétractions musculaires spasmodiques. Le peu de constance des symptômes cérébraux, l'absence
de lésions encéphaliques dans le plus grand nombre des faits observés, l'éloignèrent de l'idée que les centres nerveux pussent concourir à les produire. Il nota le premier, sur le trajet des douleurs
et dans les membres affectés de spasmes, l'existence de tuméfactions
notables avec rougeur de la peau. La première enfance, le sexe masculin, un temps froid et humide, lui parurent les circonstances les
plus favorables à sa production. Il crut remarquer que les enfants
habituellement sujets aux convulsions étaient plus spécialement affectés. Repoussant l'hypothèse physiologique et hasardée de M. Tonnellé sur l'existence du fluide nerveux et ses variations quantitatives,
il plaça dans les muscles le siége et la cause de la maladie. Une inflammation simple du tissu musculaire lui parut la supposition la plus
propre à expliquer les phénomènes observés.

Depuis De la Berge, MM. Rilliet et Barthez (2) ont traité rapidement
de la contracture des extrémités. Ils ont cherché à rapporter à une
altération des centres nerveux les accidents qu'ils décrivaient. Aussi
ont-ils presque nié le gonflement, la rougeur observés par De la
Berge et que nous avons rencontrés comme lui. Ils avouent que l'in-

---

(1) De la Berge, *Note sur certaines rétractions musculaires*, etc. (*Journ. hebdom.
des progrès des sciences et instit. médic.*, t. 4, p. 161-257).

(2) Rilliet et Barthez, *Traité clinique et pratique des maladies des enfants*, t. 2,
p. 325.

telligence reste toujours nette; mais ils attribuent à une affection cérébrale la tristesse, la *maussaderie*, les cris de l'enfant.

Pour ceux qui ont observé la même maladie chez les adultes, et qui savent combien elle est douloureuse, il n'y a rien d'étonnant à ce qu'elle s'accompagne, chez les enfants, de tous les signes de la souffrance.

M. Barrier (1) ne se prononce pas sur la nature de la contracture. Il reconnaît qu'à son état de simplicité, elle ne s'accompagne d'aucun trouble vers les sens ni l'intelligence.

Après avoir rendu compte des descriptions données par les auteurs spéciaux de la contracture des extrémités chez les enfants, il nous reste à discuter la question de savoir si cette affection est absolument identique à celle que nous avons observée chez l'adulte. Ce point est très-difficile à juger. Nous n'avons pas eu l'occasion d'étudier nous-même le spasme musculaire idiopathique chez les jeunes enfants, et nous sommes obligé d'établir notre opinion sur des faits qui nous sont étrangers. De plus, les enfants offrent dans l'appréciation de leurs maladies nerveuses une grande difficulté; ils sont sujets à des accidents convulsifs qu'on ne rencontre pas chez l'adulte, et c'est presque toujours chez des enfants fréquemment affectés de convulsions que la rétraction spasmodique a été signalée. La plupart étaient, en outre, placés dans des conditions particulières qui en déterminent fréquemment l'apparition, telles que la période de début ou d'état de maladies éruptives ou de phlegmasies viscérales. Il a dû être bien difficile quelquefois de faire la part de la convulsion clonique et surtout des contractures qu'elle peut faire naître, et celle du spasme idiopathique, d'autant plus que, de l'aveu des observateurs, ces deux types se compliquent fréquemment. Dans ce doute que nous laissons subsister jusqu'à ce qu'il nous soit donné de l'éclaircir, nous avons cru devoir accepter l'opinion de De la Berge, qui, après avoir observé

---

(1) Barrier, *Traité pratique des maladies de l'enfance*, t. 2, p. 370.

dans les deux conditions, a réuni sous le même titre le spasme musculaire des adultes et celui des enfants. D'ailleurs, notre travail étant spécialement basé sur les observations qui nous sont propres, et s'appliquant surtout aux faits observés chez l'adulte et chez les nourrices en particulier, il était pour nous d'un intérêt secondaire de nous prononcer d'une manière rigoureuse sur cette question.

Revenons aux observations prises chez l'adulte. Quatre années après Dance, M. Casimir Broussais a donné, sous le titre d'*Irritation encéphalo-rachidienne* (1), une observation qui paraît appartenir à la contracture idiopathique; elle renferme trop peu de détails pour que nous puissions en tirer un grand parti.

Depuis, MM. Tessier et Hermel, M. Imbert et quelques autres ont publié des faits nouveaux.

MM. Tessier et Hermel (2) ont les premiers séparé la paralysie de la contracture, en les considérant cependant comme deux formes d'une même affection. Ils n'ont pas cherché d'ailleurs à donner une description de la maladie; ils se sont contentés de signaler les faits qu'ils avaient observés. Peut-être de ces faits l'un surtout n'appartient-il que d'une manière douteuse à la paralysie idiopathique: c'est celui qui a été suivi d'autopsie; peut-être une myélite expliquerait-elle mieux que toute autre hypothèse les phénomènes observés. Ce qui caractérise, en effet, les spasmes que nous étudions, c'est surtout leur mobilité, signe évident qu'ils ne s'accompagnent pas de lésions profondes. Disons toutefois que, dans l'observation de MM. Tessier et Hermel, une brûlure vint compliquer la maladie, et que les ramollissements des centres nerveux observés peuvent être consécutifs à cet accident. Nous serions d'autant plus porté à le croire que

---

(1) *Journal hebdomadaire des progrès des sciences et des institutions médicales,* t. 4, p. 2; 1835.

(2) *Journal de médecine,* 1843. *De la Contracture et de la paralysie idiopathiques chez l'adulte.*

l'autopsie démontra l'existence d'une fluxion sanguine évidente dans le névrilème des nerfs du plexus brachial et dans le nerf sciatique du côté gauche, où les accidents avaient été plus prononcés. Nous dirons plus tard de quelle importance nous semble cette observation.

Dans la thèse de M. Imbert (1) se rencontre un fait également suivi d'autopsie, où, au milieu de beaucoup d'autres lésions, est indiquée aussi cette injection du névrilème des nerfs qui se rendent dans les points affectés. Ce travail renferme six autres observations sur lesquelles nous n'insistons pas ici, ce qu'elles offrent de remarquable étant signalé dans d'autres parties de ce mémoire.

L'observation de M. Hérard est extrêmement intéressante. Nous y reviendrons plus tard. Disons toutefois qu'il a noté avec soin l'influence du froid, le retour des accès, les exacerbations de forme rémittente, et enfin un fait que nos observations nous avaient fréquemment offert et auquel nous attachions la plus grande importance, l'exagération de la quantité de fibrine contenue dans le sang.

Dans le *Journal de médecine* (année 1845), plusieurs faits nouveaux de contracture et de paralysie ont été publiés.

M. le docteur Louis Chapel, de Saint-Malo (2), raconte l'observation d'une paralysie idiopathique des membres thoraciques avec contracture consécutive, reconnaissant pour cause l'impression du froid. Cette affection, survenue subitement, résista aux moyens employés et guérit par l'habitation d'un pays plus chaud. Un nouvel accès fut déterminé trois ans après par l'imprudence du malade, qui se lava les mains dans l'eau froide après avoir passé deux jours au lit pour une indisposition légère; il fut surtout marqué par la contracture, tandis que la première affection avait été caractérisée par la paralysie, et siégea dans le bras gauche. La guérison fut amenée encore par le changement de

(1) *Gazette des hôpitaux,* 1845.

(2) Louis Chapel, *Journal de médecine,* p. 270; 1845.

climat. Il nous semble impossible de méconnaître dans ce fait l'influence rhumatismale si générale d'ailleurs dans les observations de rétraction spasmodique.

M. Marrotte (1) a publié trois cas de contracture essentielle, qui sont intéressants à différents égards. Deux de ces faits paraissent dus à l'action du froid humide. Le second présente une rétraction spasmodique du grand pectoral ; le troisième, un torticolis par spasme idiopathique du sterno-mastoïdien.

Nous pourrions poursuivre cette étude de l'histoire des rétractions, en recherchant si la forme paralytique avait été mieux connue des auteurs anciens que la forme spasmodique. Nous nous contenterons de donner un sommaire des auteurs qui s'en sont occupés.

On lit dans Sauvages la description suivante : « Est species para- « plexiæ artus tantum inferiores motu musculari et sensu omnimode « orbantis cum harum partium phlegmatia et frigiditate ac pyrexia, « quæ omnia symptomata post aliquot horas omnino evanescunt se- « quenti die reversura, et sic deinceps. » Il donne à cette affection, qui se rapproche beaucoup de nos faits de paralysie, le nom de *paraplexia intermittens,* et il cite à son sujet l'opinion de Torti, que nous n'avons pu retrouver dans les œuvres de ce médecin.

MM. Rilliet et Barthez, qui ont consacré un chapitre à la paralysie essentielle, citent Underwood, Marshall - Hall, Badham, Kennedy comme s'en étant occupés. Depuis, M. Barrier lui a consacré quelques pages, et quelques rares observations ont paru dans les recueils périodiques.

-----

(1) Marrotte, même journal, *Observations de contracture essentielle,* p. 326 ; 1845.

DE LA LOCALISATION ORGANIQUE DU SPASME IDIOPATHIQUE.

Les recherches d'anatomie pathologique sont peu avancées en ce qui concerne les altérations auxquelles le spasme musculaire doit son origine, et on le comprend facilement si l'on réfléchit que presque jamais cette affection n'entraîne la mort et ne donne lieu à un examen anatomique. Toutefois, comme on l'a vu déjà, elle accompagne, surtout chez les enfants, des maladies chroniques ou aiguës qui peuvent avoir une issue fatale. Deux observations ont même été rapportées, dans lesquelles le spasme musculaire et les lésions qui peuvent lui succéder semblent seuls avoir amené un triste résultat. Nous examinerons les altérations indiquées à l'autopsie, et l'examen des symptômes nous servira à les contrôler.

Les seules observations suivies d'autopsie que nous connaissions sont au nombre de sept; de ce nombre, cinq sont dues à M. Tonnellé. Elles constatent l'existence de lésions appartenant à la maladie qui avait entraîné la mort de l'enfant, et qui n'ont aucun rapport anatomique avec l'origine des contractures. Une infiltration légère du tissu cellulaire qui unit la dure-mère rachidienne aux vertèbres, un peu de sérosité dans les ventricules, une rougeur peu intense de la dure-mère cérébrale, une infiltration sous-arachnoïdienne légère, sont les seules altérations que M. Tonnellé ait rencontrées; il ne paraît pas toutefois avoir examiné les nerfs des membres, ce qui rend pour nous ses observations très-incomplètes.

Depuis lors, deux autopsies ont été faites et toutes deux chez l'adulte; nous disons deux autopsies, parce que nous rapportons à notre étude celle que MM. Tessier et Hermel ont publiée, quoiqu'elle appartienne à la paralysie. Nous rappellerons qu'une vive injection du névrilème des nerfs qui vont se distribuer dans les parties où les crampes et la paralysie s'étaient manifestées fut notée par ces observateurs. Il en

9

était de même dans le fait publié par M. Imbert. Un injection très-marquée du cerveau à sa surface convexe et sous les membranes ; un peu de ramollissement très-superficiel ; une rougeur inflammatoire étendue et profonde de la dure-mère rachidienne au niveau du renflement brachial et siégeant dans la partie postérieure de cette membrane ; une rougeur semblable au renflement lombaire ; une auréole rosée manifeste aux points où la dure-mère rachidienne donne passage aux nerfs de l'épine ; une coloration rosée, régulière, sans vascularisation de la queue de cheval, des plexus sacrés, du nerf sciatique droit, qui est parsemé d'ecchymoses ainsi que le nerf tibial postérieur ; des altérations semblables aux plexus brachiaux et aux nerfs médians, se trouvaient réunis chez le même sujet, et toute cette complication anatomique vient rendre difficile l'appréciation de la valeur de chaque lésion.

Une observation fort intéressante de spasme musculaire suivie d'autopsie se rencontre à un autre titre dans le *Traité clinique des maladies du cœur* de M. le professeur Bouillaud (1). Le malade était en même temps affecté d'une péricardite qui devint mortelle. Nous aurons occasion de la citer de nouveau. Disons dès à présent que, outre une légère injection cérébrale et quelques altérations de la moelle, on trouva une injection marquée de la dure-mère rachidienne, un peu plus d'abondance du liquide encéphalo-rachidien que de coutume, et une teinte rosée des cordons nerveux de la queue de cheval.

Au milieu de lésions si diverses, comment séparer celles qui appartiennent à la maladie que nous étudions ? Est-il possible d'établir d'une manière un peu exacte quelles sont celles qui déterminent les symptômes spasmodiques simples, quelles sont celles au contraire que l'on doit en séparer ? Il nous semble facile d'y arriver d'une manière logique.

------

(1) Bouillaud, *Traité clinique des maladies du cœur,* 2ᵉ édition, t. 1, p. 364 et suiv., art. PÉRICARDITE.

Dans toutes les observations que nous venons de signaler, se manifestent deux ordres de lésions : les unes ou compromettent la vie des
malades, dans un avenir plus ou moins rapproché, ou donnent nécessairement naissance à des altérations symptomatiques profondes et
continues; les autres ne menacent pas la vie et sont loin de porter, comme les premières, le caractère de la fixité et même de l'in-
curabilité. D'un autre côté, dans l'immense majorité, nous dirions
dans la presque totalité des cas, les phénomènes spasmodiques que
nous étudions coïncident parfaitement avec la continuation de la santé
générale, qu'ils laissent le plus souvent presque intacte lorsqu'ils
disparaissent, et ils ne semblent la compromettre que d'une manière
passagère et fugitive. Le choix ne peut donc être douteux dans le rapport que nous cherchons à établir; ou toutes les lésions observées
sont étrangères aux rétractions spasmodiques simples, et cette maladie, comme l'a pensé M. Tonnellé, est exempte de toute altération
organique; ou l'on doit en rapprocher les altérations légères et qui,
fugitives comme elle, expliquent suffisamment sa délitescence et ses
retours. Ces altérations, on le devine déjà, nous les bornons à la
vascularisation, à l'injection plus ou moins profonde et persistante des
cordons nerveux qui se rendent dans les organes affectés. Que l'on
comprenne bien toutefois ce que nous voulons dire, et qu'on ne
nous accuse pas de rejeter les observations suivies de mort, pour
n'admettre que celles dans lesquelles la maladie n'a pas présenté
de gravité. Nous ne voulons pas nier ici l'influence que peut exercer
sur la production de lésions mortelles la cause des spasmes musculaires, quelque innocente qu'elle soit habituellement. Seulement, nous
disons que la maladie mortelle est le résultat très-rare de l'extension
de la maladie habituelle; et que, par cette extension, elle change
complétement de nature. Que la membrane externe d'une veine s'enflamme à la suite d'une plaie, l'affection est légère et souvent sans
conséquence fâcheuse; mais que la phlegmasie gagne la membrane
interne, voici venir l'infection purulente et la mort. Est-ce la même
maladie? Non sans doute, et pourtant il n'y a eu là, comme change-

ment anatomique, que la propagation, dans une étendue presque insensible, de l'inflammation à différentes parties du même organe. De même, si l'affection fixée sur les nerfs d'un membre s'étend par le névrilème aux membranes de la moelle et à la moelle elle-même, l'affection change de nature, quoiqu'elle n'ait fait que se propager, peut-être par continuité, à des organes de même nature que ceux qu'elle avait frappés d'abord.

Nous croyons donc que la contracture musculaire, et nous allons continuer à le démontrer, prend son origine dans les nerfs des membres lorsqu'elle est simple, mais que, lorsqu'elle a longtemps persisté, lorsqu'elle s'est reproduite à plusieurs reprises, elle peut s'étendre, par la propagation de la lésion qui la représente anatomiquement, aux membranes de la moelle. Où existent, en effet, les altérations principales observées dans le canal rachidien ? Elles occupent les nerfs de la queue de cheval dont l'enveloppe fibreuse est tantôt colorée en rouge par imbibition inflammatoire, tantôt profondément vascularisée ; puis c'est le renflement lombaire ou le renflement brachial au niveau duquel les enveloppes de la moelle sont rouges et ecchymosées, ce sont les prolongements fibro-séreux qui tapissent les trous de conjugaison qui portent des traces de phlegmasie. La maladie a-t-elle gagné le tissu médullaire : c'est d'abord la surface de la moelle, puis sa profondeur qui sont altérées ; s'est-elle étendue à l'encéphale : les membranes sont injectées, infiltrées ; et si la substance cérébrale elle-même est altérée, c'est à sa surface et au contact des membranes qu'existent les lésions. Ainsi, dans le principe, et sur toute l'étendue du système nerveux, congestion, phlegmasie des membranes précédant toute espèce de désorganisation. Répétons que les contractures idiopathiques passagères appartiennent à la première période et que, dans les cas d'autopsie, lorsque la maladie est restée simple et qu'une autre affection a fait périr le malade, ou la congestion nerveuse a disparu et les lésions sont nulles, ou les nerfs sont seuls affectés.

La discussion anatomique nous semble avoir bien sérieusement appuyé notre opinion sur les organes où doit se localiser la contrac-

ture des extrémités. Toutefois, comme d'autres opinions ont été émises
sur la nature des accidents, nous devons en tenir compte et chercher
à les apprécier. Nous reviendrons ensuite à un troisième ordre de
preuves, celles que nous tirerons des symptômes eux-mêmes et de la
marche de la maladie.

Dance, avons-nous dit, resta dans le doute sur son origine et sa nature. M. Tonnellé, au contraire, admettant qu'elle ne laissait après
elle aucune altération organique appréciable, chercha dans une lésion
fonctionnelle l'explication des phénomènes qu'il avait observés. Éta-
blissant comme principe l'existence d'un fluide nerveux très-proba-
blement altérable et dont les modifications, soit dans sa nature propre,
soit dans les quantités variables départies à chaque organe, pouvaient
produire des phénomènes morbides, il pensa avoir trouvé l'explication des névroses et, suivant ses expressions, le mystère de l'épilepsie, de la chorée, du tétanos.

Déjà M. Roche, modifiant pour la rendre plus intelligible la doctrine
de Broussais sur les névroses, avait admis que ces maladies consistent
dans l'accumulation du fluide nerveux dans un tissu, accumulation
déterminée par un agent irritant et aussi matérielle que celle du sang
dans un tissu enflammé, mais non pas visible comme elle parce que
le fluide nerveux se dérobe à la vue.

Cette opinion n'était pas nouvelle; dans le siècle dernier, Sauvages
avait cherché à expliquer les spasmes et les paralysies par une modification dans la nature du fluide nerveux poussé dans les muscles
ou par une irrégularité dans son transport à telle ou telle partie (1):
«Convulsio fit ab impetu fluidi nervei in musculos convulsos im-
«missi...... vis animæ fluidum nerveum in nervos propellens imminui
«potest aut tolli.»

Mais, plus conséquent que M. Tonnellé, Sauvages avait cherché à
expliquer par l'influence de l'âme comment le fluide nerveux était

____

(1) Sauvages, oper. cit., t. 2, p. 518-700.

produit en plus ou moins grande abondance pour tel ou tel point du corps dans un moment donné : « Nec quidpiam est in cerebro quod « huic fluido vim et directionem requisitam possit impertiri, præter « illud principium quo sentimus, vivimus et loco movemur. » Et plus haut : « Anima est principium ejus actionis quæ convulsio dicitur. »

Il serait vraiment trop facile de réfuter de pareilles hypothèses. Sans doute les névroses existent souvent sans que nous puissions après la mort anatomiser leurs causes organiques; mais, de ce que les lésions nous échappent, est-ce à dire qu'elle n'existent pas? L'épilepsie a été souvent produite par des altérations appréciables et dont on ne pouvait nier l'influence. Sans parler ici des tumeurs de toute nature dont on ne peut que soupçonner, sans le prouver, le rapport avec les accidents convulsifs, comment expliquer l'action sur le fluide nerveux d'une exostose syphilitique qui produit une épilepsie curable? Les mercuriaux viennent-ils donc ici rétablir l'équilibre troublé?

Pour M. Tonnellé, les spasmes musculaires idiopathiques sont sous la dépendance du système nerveux central comme la contraction musculaire dont ils ne sont que l'exagération. Nous voulons dès l'abord faire ici une distinction qui nous paraît importante. Sans doute l'irritabilité et la contractilité musculaires dépendent de l'encéphale, mais, pendant la vie, et même quelque temps après la mort, diverses causes extérieures peuvent les mettre en action. C'est ainsi qu'un courant électrique, des irritants portés sur les nerfs périphériques, déterminent des mouvements partiels involontaires. Lorsque le fluide électrique agissant sur un point isolé d'un nerf produit ces phénomènes bornés à quelques muscles que ce nerf anime, admettra-t-on que le système nerveux central soit mis en cause? Lorsque la lésion d'un nerf amène peu à peu une contracture qui devient chronique, le cerveau intervient-il et un membre séparé du tronc qui se meut encore sous l'influence des actions extérieures est-il sous sa dépendance? Cela ne peut se soutenir.

Tout en admettant donc que le cerveau communique aux muscles la contractilité, reconnaissons que cette propriété peut être excitée

sans son intervention immédiate lorsque certaines influences s'exer-
cent sur le trajet des nerfs. L'encéphale, chez l'être vivant, est la source
de la propriété contractile, mais, une fois émise, cette propriété peut
être modifiée dans sa manifestation par des circonstances étrangères
au centre nerveux.

Mais, si nous refusons au cerveau une action nécessaire dans la
production des spasmes, trouverons-nous, comme le veut De la Berge,
à l'autre extrémité de la chaîne, dans la fibre musculaire elle-même,
la raison de leur développement ? Nous ne pouvons pas l'admettre.
Une contracture musculaire qui n'est pas d'origine encéphalique ne
peut exister, et surtout persister, que sous l'influence de deux causes :
une irritation nerveuse congestive ou inflammatoire, et une altération
du muscle lui-même ; mais nous ne croyons pas que cette dernière
altération puisse être primitive. Tout muscle qui, subitement ou dans
un intervalle très-limité, se contracte de façon à conserver ensuite la
position qu'il a prise, comme un état morbide continu, s'est contracté
non pas sous une influence idiopathique propre à la fibre musculaire,
mais sous une influence nerveuse. La fibre musculaire n'a pas la propriété de produire par elle-même de telles contractions. Son irritabilité, qui n'est d'ailleurs que le résultat de l'action nerveuse, ne lui
permet pas, lorsqu'elle agit seule, une contracture quelque peu prolongée. Ainsi rien n'est plus vrai que cette opinion de Galien « (1) : Con-
« velli nulla pars potest, nisi nervi consortii lege una cum ea affi-
« ciantur. »

Si nous insistons sur ce point qui doit paraître clair à chacun,
c'est qu'un esprit distingué, De la Berge, a semblé méconnaître,
dans le travail que nous avons cité, ces propriétés physiologiques.
Il s'y est montré tout disposé à localiser la contracture dans la fibre
musculaire et à la considérer même, sans oser toutefois l'affirmer,
comme le résultat d'un état inflammatoire. Or, les états inflamma-

---

(1) Galien, *Comm. 4 in libr. de Articulis*, cap. 21.

toires ne présentent pas l'intermittence et la mobilité des rétractions spasmodiques , et d'ailleurs l'inflammation ne produit pas dans les muscles ces contractions puissantes et subites. Le tissu musculaire n'agit, suivant nous, que dans les contractures chroniques; le muscle se transforme alors, ou plutôt il disparaît et s'amoindrit comme tous les organes qui deviennent inactifs dans l'économie. Le tissu cellulaire a pris le dessus et le système nerveux n'influe plus en rien sur la maladie. C'est à cet état, sans doute, lorsqu'il s'est accompagné de phlegmasie, que doit se rapporter une altération que nous avons entendue signaler à M. Ricord, et dans laquelle les cloisons celluleuses des muscles se seraient transformées en tissu albuginé.

De cette impuissance des muscles à se contracturer en raison de leur irritabilité, il résulte que l'on doit chercher dans le système nerveux l'origine de la maladie que nous étudions; et, comme nous avons éliminé d'un autre part le centre encéphalo-rachidien , il nous faut recourir aux cordons nerveux pour expliquer la contracture. La physiologie viendra-t-elle à notre secours? Une extrémité nerveuse peut-elle se trouver dans un état pathologique qui modifie de telle sorte ses fonctions normales qu'il détermine les accidents que nous avons décrits? Nous ne croyons pas qu'il soit possible de le nier. Des tumeurs situées sur le trajet d'un nerf qu'elles irritent amènent des contractures dans les points où ce nerf se distribue; les névralgies anciennes produisent les mêmes effets. Une irritation artificiellement portée sur un point quelconque d'un nerf de mouvement fait naître des contractions dans les muscles qu'il anime. Une altération pathologique toute locale déterminera donc au même titre de semblables accidents.

L'observation seule aurait suffi d'ailleurs pour montrer et combien est limitée, dans le principe l'altération et à quel petit nombre de faisceaux musculaires elle peut s'adresser. C'est le plus souvent à l'extrémité des membres, et surtout des doigts, qu'elle siége d'abord, et, chez beaucoup de malades, ces parties sont affectées isolément. Ainsi, quelquefois aux élancements nerveux, aux douleurs, s'ajoute la contraction de l'un ou de plusieurs des muscles de l'éminence thénar et le pouce est atteint par la maladie. Un ou plusieurs doigts sont isolément fléchis, quoique, plus généralement, tous le soient en même temps ; plus tard, le poignet se fléchit notablement, et assez rarement la flexion de l'avant-bras sur le bras est très-considérable. C'est donc dans des filets nerveux peu volumineux que la maladie paraît siéger d'abord ; elle ne gagne que peu à peu les cordons volumineux eux-mêmes. Ce qu'il y a de remarquable, c'est qu'elle se localise habituellement dans les nerfs les plus superficiels : le médian d'abord, et le cubital ensuite, en sont presque exclusivement attaqués. Ainsi, les nerfs destinés à l'éminence thénar, ceux du fléchisseur superficiel, agissent les premiers, ce qui se manifeste très-bien par la flexion des doigts en masse, les dernières phalanges étant étendues ; puis celles-ci se prennent à leur tour et le poignet se fléchit par l'action du grand et du petit palmaire. Bientôt les bords de la main se serrent et se rapprochent sous l'influence des interosseux animés par le nerf cubital, tandis que les adducteurs du petit doigt rendent plus creuse en se rétractant la cavité palmaire. Les douleurs signalées par les malades permettent d'ailleurs de suivre plus ou moins parfaitement le trajet du cubital et celui du médian. Disons, en passant, que ces deux nerfs affectent, dans une grande partie de leur trajet, une position superficielle.

La contracture s'étend-elle aux muscles du bras, remonte-t-elle le long des cordons nerveux, c'est le nerf musculo-cutané dont l'origine se confond en partie avec celle du médian qui anime les muscles contracturés, le biceps et le brachial antérieur, c'est le brachial cutané interne et son accessoire dont l'origine se confond avec celles du médian et du cubital qui deviennent le siége de la douleur, et l'on a vu (obs. II) qu'il nous avait été possible de bien suivre, sur les indications d'une malade, le trajet thoracique des anastomoses de ce nerf. Le nerf radial, au contraire, protégé contre les influences extérieures par sa position profonde, appartenant par son origine à un système différent, n'a jamais été le principe, pour les muscles qu'il vivifie, des rétractions spasmodiques.

Veut-on s'assurer plus encore de la marche des accidents de la périphérie au centre, on verra dans l'observation II, prise sur une malade intelligente, et qui rendait de ses souffrances un compte exact, que les douleurs suivant les cordons nerveux, d'abord bornées aux extrémités, remontaient comme les accidents spasmodiques et arrivaient jusqu'aux épaules pour se perdre à la fin du paroxysme vers la colonne vertébrale. Cette région devenait quelquefois alors le siége d'un sentiment de picotement et de pesanteur.

Aux membres inférieurs, nous avons suivi chez la même malade jusqu'au point d'émergence des trous vertébraux les douleurs fixées sur les nerfs crural et sciatique. Elles avaient commencé sur les extrémités du saphène interne; ce qu'indiquait très-bien la jeune femme en disant que c'était sous la piqûre d'une ancienne saignée du pied qu'elles avaient paru d'abord.

Ainsi, c'est des extrémités vers le centre et sans quitter les organes qu'elle a d'abord frappés que se propage la cause organique des spasmes essentiels. Elle est, dans le principe, bornée à des points très-limités de l'économie; nous trouverions facilement pour démontrer ce siége un nouvel argument dans la chaleur, le gonflement, la rougeur observés aux extrémités malades, par De la Berge, qui en avait si bien senti l'importance comme preuve de localisation des spasmes. Depuis lui, M. Imbert les a plusieurs fois observés, et nos observations en présentent plusieurs exemples. Nous ne savons pas que la contracture d'origine cérébrale s'accompagne dans les parties malades de phénomènes de ce genre.

Enfin un dernier argument nous semble irrécusable. Si l'on veut voir s'exagérer les douleurs et les contractures ou les produire dans les intervalles de santé qui séparent les paroxysmes, on n'a qu'à presser ou à ligaturer le membre lui-même. En serait-il ainsi si l'on n'agissait pas sur le point malade, et ce fait seul ne suffirait-il pas pour prouver que la maladie est toute locale dans son état de simplicité.

C'est là que nous arrêterons la démonstration; elle nous semble permettre cette conclusion : la discussion des symptômes, aussi bien que l'anatomie pathologique, constate la localisation sur les cordons nerveux de la cause des contractures, et montre qu'elle frappe, en produisant des phénomènes en rapport avec les fonctions des organes malades, et les nerfs du mouvement, et ceux de la sensibilité. La recherche des formes de la contracture, la direction et la nature des douleurs, leur marche et leurs terminaisons, indiquent de plus qu'elles se dirigent de la périphérie vers le centre.

Mais, dans les cordons nerveux, quelle est la partie spécialement affectée ? Disons-le de suite : pour nous, c'est, au moins dans le principe, le névrilème qui est frappé par la maladie. Déjà Van Swieten avait pensé que bien des maladies inexpliquées siégeaient dans les tuniques nerveuses : « Patet plurimos morbos in nervorum tunicis « sedem habere posse a quibus nervorum actio lædi vel integre abo- « leri potest, licet nihil mali in ipsa proprie dicenda nervi substantia « hæreat, sed tantum in integumentis ; et, ut postea patebit, curabiles « forte solæ sunt illæ paralyses quorum causæ non hærent in ipso nervo, « sed in membranis nervum ambientibus quorum vasa distenta ner- « vum comprimunt quidem, nondum tamen integre destruunt. » (1) Les raisons sur lesquelles nous appuierons cette opinion sont les recherches anatomiques que nous avons signalées, et celles qui se rapportent à la névralgie convulsive dont nous expliquerons les relations avec les spasmes essentiels, la mobilité toute rhumatismale des accidents qui ne peut permettre de croire à une lésion de la pulpe nerveuse, leurs relations avec le rhumatisme qui sont une véritable présomption pour admettre la lésion du tissu fibreux, plutôt que celle de la substance médullaire (2).

____

(1) Van Swieten, in-4°, t. 3, p. 359.

(2) M. le docteur Marchal (de Calvi) a bien voulu nous communiquer, ces jours derniers, les réflexions que lui a suggérées l'examen du malade dont

Les mêmes raisons, jointes à la liaison si fréquente de la contracture et de la paralysie, le peu d'étendue de cette dernière dans certains cas, sa disparition rapide, les douleurs qui l'accompagnent, nous font penser qu'elles ont absolument le même siége. Il est probable que dans les cas cités par quelques observateurs, où la paralysie plus intense s'est beaucoup plus prolongée, la lésion du nerf était plus profonde. Remarquons, en général, que, dans cette forme, la mobilité est moins grande et la durée plus considérable, ce qui peut tenir soit à la nature, soit plutôt à l'intensité de l'altération nerveuse.

ÉTUDE DES CAUSES.

Après avoir cherché à déterminer quels organes sont affectés dans le spasme tonique idiopathique, nous sommes naturellement amené à nous occuper des conditions dans lesquelles ces organes deviennent plus habituellement le siége des altérations que nous avons indiquées. Localiser la maladie était en rechercher la cause prochaine; nous allons en signaler des causes plus éloignées. Nous déterminerons, autant que le nombre encore peu considérable des observations qui sont dans la science permet de le faire, quelle a été sur sa production

M. Hérard a publié l'histoire, et qu'il a insérées dans la *Gazette des hôpitaux* (p. 61, 1845). Il a noté avec soin les eschares récentes et les traces d'eschares anciennes déterminées dans les mains par la violence des contractions, l'état intact de la raison, l'appétit conservé, le pouls normal, l'exagération de la fibrine du sang (4,5) constatée par l'analyse; il a rapproché de ce fait les observations de Storck et de Fournier-Pescay que nous avons signalées. Admettant, sans localiser la lésion, l'origine inflammatoire des accidents, il s'est demandé si l'on ne devrait pas en tirer des conclusions fondées sur la nature du tétanos. Il a rapporté enfin, sur ce fait intéressant, l'opinion de M. le professeur Cruveilhier, qui admettait une lésion des nerfs musculaires. Nous sommes heureux de voir se confirmer, par l'opinion d'un médecin aussi haut placé dans la science, les résultats auxquels nous sommes arrivé.

l'influence des circonstances où les malades se trouvaient placés.
Il nous semble que l'étiologie doit être ici envisagée sous deux points
de vue : en premier lieu, les circonstances matérielles de production
des spasmes ; en second lieu, le lien qui les unit aux phénomènes observés. Cette dernière considération rentre en grande partie dans l'examen de la nature même de la maladie ; c'est donc là que nous en
traiterons spécialement.

Nous examinerons ici d'abord l'état des individus eux-mêmes considéré sous le rapport du sexe, de l'âge, du tempérament, des professions, des états physiologiques ou morbides qui ont paru influer
sur la production des accidents ; puis nous nous occuperons de l'influence des milieux, des époques de l'année, de la température, des
impressions morales.

Sexe. — L'influence du sexe a été diversement appréciée quant au
développement de la maladie chez les enfants ; les uns ont trouvé que
les petites filles en étaient plus souvent atteintes ; les autres, qu'elle
sévissait plus ordinairement sur les garçons (1) ; mais la question
devient bien plus embarrassante chez l'adulte, ou plutôt jusqu'à présent, elle semblait ne pouvoir pas même être soulevée. Des 18 observations connues dans la science il y a un an encore, 17 ont été
prises sur des hommes, 1 seule, la première, de Dance, a une femme
pour sujet. Le sexe masculin semblait dans la condition presque nécessaire du développement du spasme musculaire ; mais voici que
nous apportons 14 observations nouvelles, qui toutes ont été recueillies chez des femmes ; ce qui, en y joignant 4 ou 5 des observations
rangées parmi celles dont les enfants ont fait le sujet, et qui portent
sur des jeunes filles de quinze ou seize ans, ramène presque au même

_____

(1) Un relevé de MM. Rilliet et Barthez donne, sur 23 enfants, 16 garçons et
7 filles ; mais ils n'y font pas rentrer cinq observations de M. Tonnellé et deux
observations de M. Mardoch, recueillies toutes sept chez de petites filles, ce qui
rétablit à peu près l'égalité.

chiffre le nombre des hommes et des femmes qui en ont été affectés. La question n'est donc pas jugée ; toutefois nous verrons que les femmes n'y sont, en général, exposées que sous l'influence de conditions particulières, en dehors desquelles elles semblent, si l'on en croit le petit nombre des faits connus, moins sujettes que les hommes à cette maladie.

Age. — L'âge a paru exercer une influence marquée sur la production des accidents. Les enfants en ont été bien plus fréquemment affectés de un à trois ans, que dans les années qui ont suivi. Ici encore, nous signalerons un relevé de MM. Rilliet et Barthez qui comprend 23 observations. Ces observations, dont les unes leur appartiennent, dont les autres avaient été publiées avant eux, donnent les résultats suivants :

Ages.	Nombre des sujets.	Ages.	Nombre des sujets.
1 à 2 ans	11	7 ans	1
3 ans	4	13 ans	2
4 ans	1	14 ans	1
5 ans	1	15 ans	1
6 ans	1		

Nous croyons que ce relevé n'est pas le résumé complet de ce qui avait été vu jusqu'alors, car MM. Rilliet et Barthez ne comptent que cinq observations de Tonnellé qui en a publié dix ; ils ont sans doute négligé les dernières qui se trouvent rejetées à la fin du mémoire. Elles ne changent d'ailleurs la proportion indiquée ci-dessus que pour les jeunes filles âgées de quinze ans. Il s'y trouve deux faits de contracture à cet âge, ce qui établirait une prédisposition plus marquée pour cette époque de la vie. Deux observations de M. Murdoch, qu'ils ont également négligées, portent sur des petites filles de dix et de quatorze ans.

Chez les adultes, les rétractions spasmodiques n'ont pas été restreintes à un petit nombre d'années de la vie ; toutefois elles sont infiniment plus communes de quinze à trente ans ; elles ne paraissent pas avoir été observées chez les vieillards. Les faits sur lesquels nous pouvons établir une statistique sont au nombre de 18 : 4 ont été publiés par Dance, 1 par De la Berge, 1 par M. Murdoch, 1 par M. Casimir Broussais, 3 par M. Tessier, 7 par M. Imbert, 1 par M. Hérard. L'âge y est réparti de la manière suivante :

Dance..............	17 ans.............................	1
	25 ans.............................	1
	46 ans.............................	1
	52 ans.............................	1
Murdoch..........	17 ans.............................	1
De la Berge.......	18 ans.............................	1
Casimir Broussais.	20 à 25 ans........................	1
Tessier et Hermel.	17 ans.............................	1
	18 ans.............................	1
Hérard............	36 ans.............................	1
Imbert............	17 ans.............................	2
	18 ans.............................	1
	19 ans.............................	2
	21 ans.............................	2

On voit, par ce relevé, que l'âge de dix-sept à vingt et un ans est celui dans lequel la maladie se développe de beaucoup le plus fréquemment, puisqu'il se rencontre 12 fois au moins sur 18 observations. Dans les faits que nous avons recueillis, vingt et un et quarante-cinq ans sont les deux termes extrêmes. Une malade était âgée de trente-sept ans, deux de trente-quatre ans, une de trente et un ans, toutes les autres n'avaient pas dépassé leur trentième année.

Jusqu'à présent, on peut donc affirmer que les rétractions spasmodiques appartiennent presque exclusivement à l'enfance et à l'âge adulte. Nous ne serions pas étonné cependant que l'on en signalât l'existence chez des individus plus avancés en âge, quoique nous pensions qu'elles doivent s'y rencontrer bien plus rarement ; on les observera surtout (obs. xvii) chez les individus qui en ont été frappés

jeunes et qui ont conservé à une époque plus avancée de leur vie la
disposition spéciale qui les produit.

Tempérament. — Le tempérament des individus a exercé une action
qui a varié de nature chez les enfants et chez les individus plus âgés.
Tandis que chez les enfants une constitution grêle, chétive, détériorée
par la maladie ou par des habitudes vicieuses, une irritabilité nerveuse très-prononcée, ont semblé des causes prédisposantes des
spasmes musculaires, une constitution vigoureuse, un tempérament
sanguin, pléthorique même, de l'embonpoint, une bonne santé habituelle, en ont été chez l'adulte l'accompagnement ordinaire. Sur
18 observations, 15 ont été recueillies dans ces circonstances. Le
tempérament nerveux, une maigreur modérée, ont été notés trois fois
seulement, et encore chez des individus habituellement bien portants.

Hérédité. — Il est bien difficile de savoir si de pareilles affections
sont transmissibles. Les enfants n'ont pas en général de renseignements
sur le temps de la vie où leurs parents auraient eu le plus de chances
de contracter cette maladie passagère : aussi ne trouve-t-on rien qui
puisse diriger dans cette recherche. Cependant M. Murdoch a noté
que la rétraction musculaire s'était présentée successivement chez les
deux sœurs : c'est le seul fait de ce genre qui ait été signalé. Dans une
observation de M. Ant. Desormeaux, publiée par M. Imbert, on trouve
notée l'existence de rhumatismes dans les bras chez le père du jeune
homme de dix-huit ans affecté de contracture.

INFLUENCE DE CERTAINES FONCTIONS SUR LES SPASMES MUSCULAIRES.

Dentition. — La dentition, qui se passe fréquemment sans troubles
graves, est assez souvent aussi chez les jeunes enfants l'origine d'accidents sérieux. Les phlegmasies viscérales, les accidents nerveux de toute
espèce, peuvent la compliquer ; quoiqu'ils soient bien moins habituels
u'oqn ne le croyait autrefois, ils ne laissent pas que d'être redoutables.

Qu'elle agisse directement, qu'elle agisse médiatement en provoquant des affections thoraciques ou intestinales, la dentition est une cause fréquente de convulsions. Les contractures paraissent s'être présentées dans les mêmes conditions. On comprend d'ailleurs tout ce que présente d'incertain l'action d'une cause de cette nature.

Menstruation, parturition. — L'influence de la menstruation et de l'enfantement est bien moins douteuse. L'observation la plus ancienne qui ait été publiée, la première de Dance, en est un exemple. C'est au moment du retour des règles que la maladie s'est développée, et elle a cessé à leur apparition. Deux des observations de M. Tonnellé sont prises chez de jeunes filles arrivées à l'époque de la puberté, et dans les deux cas, les accidents cèdent après l'établissement des menstrues. M. Tonnellé avait parfaitement reconnu cette relation.

La pléthore, les congestions locales, les accidents nerveux qui accompagnent si souvent l'aménorrhée ou en sont le résultat, expliquent suffisamment la liaison qui en rapproche les spasmes essentiels.

Les conditions dans lesquelles se trouvent les femmes pendant la gestation, l'accouchement, la lactation, les y prédisposent d'une manière marquée, mais ils se distinguent nettement des convulsions puerpérales en ce que leur fréquence, de beaucoup la plus grande, se rencontre quelque temps après l'accouchement; cependant nous connaissons un fait (obs. X) dans lequel ils accompagnent la gestation; nous ne savons pas qu'ils aient jamais été observés durant le travail.

L'influence de l'état puerpéral, et sous ce titre nous comprenons l'allaitement, ne nous semble pas pouvoir être mise en doute lorsque l'on considère que toutes nos observations ont été recueillies pendant que les femmes y étaient encore soumises; cependant deux d'entre elles (obs. X et XVII) sont plus caractéristiques en ce qu'elles présentent des accès revenant à de longs intervalles, et toujours pendant la grossesse ou après l'accouchement.

Xᵉ OBSERVATION.

Lagavriant (Catherine-Sophie), âgée de vingt-cinq ans, journalière, demeurant rue des Carmes, 28, est entrée, le 6 mai 1844, au n° 7 de la salle Sainte-Julie.

Réglée à quatorze ans, elle l'a toujours été convenablement et avec abondance. Elle est devenue quatre fois enceinte, et a allaité tous ses enfants. Elle n'a jamais été menstruée pendant ses grossesses. Jamais les règles n'ont reparu pendant l'allaitement, à moins qu'on ne l'ait saignée. Son premier enfant fut allaité pendant douze mois. Il ne se manifesta aucun accident spasmodique ni pendant ni après l'allaitement. Le second prit le sein pendant sept mois; après ce temps, la mère éprouva des accidents semblables à ceux dont elle se plaint aujourd'hui, et elle n'en fut guérie qu'après six ou sept mois. On la saigna plusieurs fois, et on lui fit prendre des bains. Pendant tout le temps de sa maladie, l'aménorrhée fut complète.

Elle était guérie depuis deux mois, et les règles étaient revenues lorsqu'elle devint enceinte pour la troisième fois. Elle nourrit deux ans son enfant, et au dixième mois elle ressentit une nouvelle atteinte de sa maladie. Elle fut saignée, et ne cessa pas l'allaitement : trois jours après, elle était guérie. Quelques jours plus tard, les règles apparurent et revinrent périodiquement pendant cinq mois; elles cessèrent alors pour reparaître dix mois plus tard, et un mois après la mort de son enfant qu'elle allaita jusqu'à la fin.

Un mois avant la mort de l'enfant, elle éprouva de nouveau des accidents spasmodiques. Une application de sangsues fut faite, et la guérison était parfaite en deux jours.

Sa quatrième grossesse date maintenant de dix mois. Au septième mois de gestation, elle fut reprise de la même maladie, qui dura pendant cinq jours : une saignée du bras fut pratiquée, et le surlendemain elle était guérie.

Etat actuel. — 7 mai. Accouchée il y a un mois, les lochies ont continué de couler jusqu'à présent ; la sécrétion du lait est abondante et l'enfant est en bonne santé. Douze jours après l'accouchement, nouveaux accidents. Ils reviennent par paroxysmes qui ont les caractères suivants : La malade éprouve dans les doigts un engourdissement douloureux, un fourmillement, sans changement de couleur à la peau, et qui s'accompagne d'obtusion de la sensibilité et de quelque roideur. Les doigts seuls sont atteints ; il s'y joint des battements dans tout le corps et notamment dans la tête. Le visage est coloré, et la malade se plaint de vertiges. Ces paroxysmes durent de vingt minutes à cinq ou six heures ; à leur suite, il survient dans les poignets un sentiment de lassitude douloureux. Quand l'accès est très-violent, des phénomènes nouveaux apparaissent : les membres sont pris de spasmes toniques, avec flexion permanente des mains, et, au contraire, extension des pieds ; la roideur des jambes rend la marche difficile. L'appétit d'ailleurs est conservé, mais les digestions sont un peu pénibles : constipation, pas de fièvre, impulsion du cœur normale. Pas d'accidents thoraciques, intelligence nette, les sens spéciaux sont intacts.

Deux saignées ont été pratiquées, le sang était couenneux. La première saignée a été suivie d'une guérison apparente ; la seconde a été, deux jours après, suivie d'un amendement notable. Les accidents ont reparu il y a quatre jours. Après chaque saignée, les lochies ont coulé avec plus d'abondance.

M. Trousseau ordonne à la malade une saignée de 2 palettes et 3 pilules contenant chacune :

        Assa fœtida 0,15

Lavement avec :

        Infusion de valériane. . . . . . 30 grammes,
        Assa fœtida 5

8 mai. Le caillot de la saignée est large, adhérent au vase, non couenneux, suffisamment résistant. Pendant la saignée, et sous l'influence de la ligature, il s'est produit une contracture de la main. Les engourdissements ont un peu diminué, la malade ressent des fourmillements dans tout le corps ; si elle veut porter quelque chose de pesant, ses bras s'engourdissent aussitôt. Les lochies continuent. (Tisane de petite centaurée, 4 pilules *ut supra*.)

9 mai. Hier, dans la journée, la malade s'est trouvée très-bien. Depuis cinq heures du matin, elle a de nouveau des fourmillements généraux et des engourdissements dans les bras ; elle en éprouve aussi dans les jambes quand elle vient à s'asseoir. (Sulfate de soude, 30 gr. ; bouillon aux herbes.)

10 mai. Hier, dans la journée, les accidents convulsifs se sont dissipés pour reparaître le soir et durer toute la nuit. Ce matin, ils ont plus de violence que les jours passés : les muscles de l'avant-bras sont contractés toniquement ; les doigts sont roides et en même temps engourdis. Ces phénomènes s'aggravent sous l'influence d'une constriction circulaire. Quand la malade s'assied, elle éprouve des crampes et des engourdissements dans les jambes ; pendant la marche, ils se dissipent un peu. Fourmillements dans tout le corps, embarras léger de la prononciation, suppression des lochies depuis deux jours. (Un bain tempéré, 25° R.)

La malade, qui a déjà pris plusieurs bains, dit que les accidents augmentent quand l'eau est trop chaude.

11 mai. Après le bain, il s'est développé des symptômes convulsifs, ayant le caractère d'une attaque d'hystérie qui a duré peu de temps. La malade s'est trouvée mieux depuis. Ce matin elle est exactement dans le même état qu'à son entrée dans les salles.

12 mai. Douleurs de tête plus vives, fourmillements, sentiment de pulsation ; mouvements des bras assez libres ; l'élévation plus difficile qu'à l'état normal ; moins d'engourdissements des membres inférieurs dans la position assise.

13 mai. Même état. (1 portion.)

14 mai. On comprime circulairement la partie inférieure du bras avec la main ; immédiatement le pouce se porte par sa base vers la paume de la main, et reste fixe dans cette position comme pendant la crampe. Fourmillements, un peu de diminution de la sensibilité dans les doigts.

Hier la malade a pu tricoter et se servir de ses mains avec assez de facilité. 2 pilules avec :

   Castoréum. 0,15

15 mai. La malade continue à travailler : sentiment de chaleur profonde dans les avant-bras.

Hier, pendant trois quarts d'heure, vers le milieu de la journée, roideur dans les deux mains, sans engourdissements. Le soir, mouvements involontaires des yeux et des paupières. (2 portions.)

17 mai. Pas de contracture depuis l'avant-veille.

18 mai. Les engourdissements ont disparu. Lorsque la malade est au lit, elle éprouve des fourmillements, des tressaillements musculaires qui l'empêchent de dormir.

21 mai. Aucune espèce d'accidents.

22 mai. Quelques ulcérations superficielles aux bords de la langue, qu'on touche avec le crayon de nitrate d'argent. Le mieux se soutient ; la guérison semble parfaite.

La malade passe encore une semaine à l'hôpital ; elle sort complétement guérie le 1er juin.

Ainsi, lorsque nous examinons cette femme, c'est pour la cinquième fois qu'elle est prise de ces accidents dans un espace de cinq ans. Nous résumerons ici les faits principaux de la succession de ces attaques.

Elle a eu la première à vingt ans environ, et lorsqu'elle allaitait déjà depuis sept mois son deuxième enfant ; la deuxième près de deux ans et demi après l'invasion de la première, et au dixième mois de l'allaitement ; la troisième quinze mois plus tard, et un mois après la mort de son enfant qu'elle avait allaité jusqu'à l'âge de deux ans, époque de sa mort. La quatrième est la seule attaque survenue pendant la grossesse dont nous ayons connaissance; elle eut lieu à sept mois de gestation et dix mois après la précédente.

Enfin, elle était accouchée depuis un mois de son quatrième enfant lorsqu'elle entra à l'hôpital. Les premières attaques avaient duré de vingt-quatre heures à cinq jours, à l'exception de la plus ancienne, dont les paroxysmes se seraient répétés à intervalles variés pendant une durée de six à sept mois. Celle dont nous avons été témoin s'est prolongée pendant trente et un jours.

On ne peut donc nier que la parturition n'ait été, pour cette malade, une cause marquée du retour des accidents, surtout si l'on tient compte de toutes nos observations qui tendent à prouver la même action.

Il ne faut pas que l'on s'étonne de nous voir considérer le temps de la lactation, même lorsqu'elle s'est longtemps prolongée, comme marqué par des tendances analogues à celles qui se manifestent pendant le temps des couches proprement dites. Tous les auteurs qui ont observé avec soin les femmes en couches et les nourrices ont pu remarquer que ce que l'on appelle l'état puerpéral, c'est-à-dire cet état de l'organisme, cette direction physiologique qui le prédispose à certaines affections, persistait pendant tout le temps de l'allaitement. Dans l'un comme dans l'autre cas, les femmes sont plus disposées qu'en tout autre temps à recevoir l'impression des constitutions morbides régnantes; les névroses, les phlegmasies, se développent avec plus de facilité; les inflammations se terminent le plus souvent par la suppuration. Les affections des veines (*phlegmatia alba dolens*), celles des articulations, le rhumatisme aigu et chronique, sont plus fréquents que dans toute autre circonstance. Nous avons donc le droit de considérer cette espèce de diathèse spéciale comme agissant indifféremment et de la même façon à ces deux époques physiologiques.

Voyons toutefois comment dans les deux états se produisent les phénomènes convulsifs. Ils sont très-rares dans la gestation, avons-nous dit, c'est après l'accouchement qu'ils commencent à paraître. Dans l'observation publiée par Dance, l'époque de l'invasion n'est pas nettement indiquée; c'est peu de temps après l'accouchement. Dans celle de nos observations où les accidents s'en rapprochent le plus, ils parurent au bout de neuf jours, puis douze jours, trois semaines; un mois, deux mois, deux mois et demi, sept mois, huit mois, neuf mois et demi, et enfin deux ans, à la suite d'un allaitement prolongé jusqu'à ce terme, séparent des couches l'invasion de la maladie.

Écoulement lochial. — Chez les femmes qui furent atteintes pendant les six premières semaines qui suivirent l'enfantement, la suppression des lochies rouges, malgré la persistance d'un écoulement blanc dans quelques cas, parut avoir une notable influence. Les accidents cédèrent plusieurs fois au retour de l'écoulement sanguin, soit qu'il reparût seul, soit qu'il eût été rappelé par les saignées, et ils se développèrent de nouveau à la suite d'une suppression nouvelle.

Chez les nourrices, c'est souvent lorsque l'allaitement est abandonné que les spasmes se produisent. Ils surviennent cependant assez facilement, même pendant son cours et sans l'interrompre.

INFLUENCE DE DIFFÉRENTS ÉTATS PATHOLOGIQUES ACTUELLEMENT EXISTANTS.

Soit qu'il y ait eu coïncidence, soit qu'une influence véritable ait été exercée par des états pathologiques anciens ou récents, on a remarqué qu'ils accompagnaient assez fréquemment le développement des spasmes. Chez les enfants, il est très-habituel de voir survenir les rétractions au commencement et dans le cours des maladies, et cette circonstance nous avait fait douter de l'identité de leurs contractures et de celles des adultes. Nous aurions été tenté de les rapprocher des convulsions cloniques; et des observateurs, comme De la Berge, qui avaient pu suivre les deux formes de la maladie, n'avaient pas cru devoir les réunir.

Dans le travail de M. Tonnellé, une rougeole suivie de pneumonie chronique, une pneumonie accompagnée de colite chronique passant à l'état aigu, une pleurésie compliquée de gastro-entérite, une pneumonie avec la même complication, des altérations de la muqueuse gastro-intestinale, ont accompagné le développement et la marche des contractures. La plupart de ces enfants étaient affectés de vomissements ou de diarrhée aiguë ou chronique. 8 fois sur 29 malades dont l'observation a été recueillie avec soin, dit De la Berge, des vomissements ont eu lieu ; 9 fois on a constaté l'existence d'une diarrhée plus ou moins copieuse ; 4 fois les malades ont accusé de la douleur de ventre.

Faisons ici une observation. On admet généralement que la constipation prédispose aux convulsions cloniques ou toniques; nous croyons qu'il y a une grave erreur dans cette opinion, qui nous semble toute théorique, et dont Sydenham est complice. Nous avons entendu souvent, dans sa clinique, M. le professeur Trousseau appuyer sur ce point de la pathologie des enfants et établir par des faits l'influence fâcheuse de la diarrhée.

La présence des vers dans le canal intestinal a été plusieurs fois signalée chez les enfants affectés de rétractions spasmodiques (Tonnellé, Constant). On trouva trente-cinq vers lombrics dans l'intestin grêle chez un enfant observé par Tonnellé. Des vers furent aussi rendus par le malade adulte qui fait le sujet de la troisième observation de M. Imbert.

Chez les adultes comme chez les enfants, les affections intestinales ont assez fréquemment accompagné la contracture. Les vomissements, la diarrhée, ont été souvent signalés. Dans plus de la moitié de nos observations, nous avons noté de la diarrhée, des vomissements; deux de nos malades étaient affectées de tubercules pulmonaires.

Les affections rhumatismales aiguës nous semblent pouvoir exercer sur les contractures une action sur laquelle nous reviendrons plus tard. Des faits nous autorisent à formuler cette opinion. La loi de coïncidence ou la métastase doivent-elles être invoquées ici, c'est ce qu'il ne nous appartient pas de décider.

Des fièvres intermittentes anciennes ont semblé constituer une prédisposition aux spasmes, qui, dans ces conditions, ont en général affecté plus franchement le caractère intermittent.

Les fièvres graves ont paru encore être une cause de leur développement. Nous avons signalé un fait de ce genre, si on admet que l'observation d'Ettmuller doit se rapprocher de notre description. M. Demarquay, d'après M. Imbert, en avait rencontré un exemple dans la convalescence d'une fièvre typhoïde; nous avons eu occasion d'en observer un nouveau.

<h3 style="text-align:center">XIe OBSERVATION.</h3>

Monnier (Victor), âgé de dix-huit ans, journalier, demeurant place Baudoyer, 5, est entré, le 12 février 1846, au n° 26 de la salle Saint-Jean à l'hôpital Necker. Il était affecté depuis dix jours environ d'une fièvre typhoïde dont nous n'avons pas suivi les différentes phases mais que nous savons avoir présenté une gravité considérable. Les saignements de nez se sont prolongés jusqu'au moment où nous l'examinons (vingt-neuvième jour environ). Il ne s'est pas d'ailleurs développé d'accidents nerveux plus marqués que de coutume; mais le jeune homme est tombé dans cet état d'idiotisme, d'abrutissement qui suit quelquefois la fièvre typhoïde. Assis sur son lit, les yeux grands ouverts, la figure hébétée, il s'agite et pousse de temps en temps des gémissements enfantins ou des cris perçants que ne nous semblent pas justifier des douleurs aiguës et subites; il réclame en pleurant ce qu'il désire; quoiqu'il n'ait pas un dévoiement très-fréquent ni très-liquide, il ne demande pas le vase, et laisse aller dans son lit ses urines et ses matières fécales. Il n'avait eu aucun accident convulsif, lorsque, le 3 mars dernier, à quatre heures après midi, nous fûmes attirés à son lit par des plaintes plus continues que de coutume. Il venait d'être pris de contractures douloureuses dans les deux membres supérieurs et dans le pied droit, mais à un moindre degré.

Il était assis, ses deux mains ramenées au-devant du corps, et maintenues dans un état moyen entre la flexion et la pronation. La main droite était fermée et le pouce porté dans la paume de la main ; la main gauche était exactement disposée comme pour tenir une plume à écrire, tous les doigts légèrement fléchis dans l'articulation métacarpo-phalangienne et le pouce rapproché de l'index ; les deux poignets étaient très-modérément fléchis ainsi que les coudes. Les épaules étaient libres. Le pied droit était étendu, le genou très-légèrement fléchi et le membre en général un peu plus roide que l'autre.

Il était impossible d'obtenir des renseignements exacts de cet idiot ; mais ses plaintes, ses cris, ses efforts pour se mordre les mains, et quelques réponses peu intelligibles, suffisaient cependant pour montrer que ces rétractions étaient douloureuses. Du reste, cette faible intelligence n'avait pas varié. Il était pour tout le reste ce qu'il était un instant avant et ce qu'il resta après la demi-heure de temps que dura l'accès. Il n'y eut ni altération appréciable des sens ni chaleur ni fièvre plus vives. Cet accès fut le seul qui se produisit pendant tout le cours de la maladie.

Nous avons rapporté ici ce fait, parce qu'il a beaucoup de rapports avec ce que nous avons vu dans les observations qui font la base de ce travail. La suppression d'une hémorrhagie devenue habituelle, un état nerveux marqué, une nouvelle enfance, si l'on peut ainsi parler, sont des conditions identiques à celles que l'on a notées chez les jeunes enfants. D'un autre côté, y avait-il là quelque chose de plus profond ? le cerveau, si fréquemment pris dans les fièvres de ce genre, agissait-il pour déterminer ces accidents ? Nous ne le croyons pas. Cette immunité de la jambe gauche lorsque les deux bras et la jambe droite étaient envahis, l'absence de toute exagération dans les accidents encéphaliques habituels, nous semblent faire rentrer ce fait dans la contracture idiopathique. Faisons ici cependant nos réserves, et attendons de nouvelles observations pour décider.

INFLUENCE DES ÉTATS PATHOLOGIQUES ANCIENS OU CONSTITUTIONNELS.

Cette influence naît de deux affections principalement : la convulsion et le rhumatisme. Tous les auteurs qui ont observé chez les enfants ont parfaitement indiqué que les contractures étaient plus fréquentes chez ceux qui étaient fréquemment affectés de convulsions. La facilité avec laquelle le système nerveux s'irrite chez eux, la direction vicieuse que prennent les actes physiologiques, suffisent pour expliquer ce rapport.

Plutôt par des idées théoriques que d'après les résultats obtenus, nous pensons que les individus rhumatisants doivent être plus aptes à contracter cette affection que ceux qui n'ont jamais eu de douleurs. L'observation ne repousse pas cette opinion ; elle sera discutée à l'occasion de la nature de la maladie ; nous avons voulu seulement l'indiquer ici et attirer l'attention sur les antécédents des malades qui seraient observés dorénavant. Disons que la forme des accidents, l'identité de la cause dans les deux affections, et la préexistence du rhumatisme dans quelques cas, nous autorisent à formuler cette manière de voir. Ainsi le malade de M. Ant. Desormeaux (thèse de M. Imbert) semble avoir été affecté de rhumatisme héréditaire avant d'être pris de rétraction spasmodique.

INFLUENCE DES CIRCONSTANCES EXTÉRIEURES.

Impressions morales. — L'influence des émotions tristes sur les spasmes forme le passage entre l'action des causes intimes propres à l'individu et celle des causes tout à fait extérieures. Cette influence peut s'exercer indirectement par la suppression des règles ou des lochies, ou directement et en agissant sur le système nerveux. A l'occasion de la suppression des écoulements naturels sécrétoires, on hémorrhagiques, nous avons étudié le premier de ces deux modes d'action. Il est souvent difficile d'apprécier les effets du second. Cependant nous avons remarqué que si les accidents se développent après la cessation de l'allaitement, c'est surtout lorsque la mort des enfants l'a interrompu. L'observation II est un exemple du chagrin produit par cette perte aussi bien que l'observation X. Lorsque le malade est à sa période d'état ou dans la convalescence, il suffit d'une vive émotion pour renouveler ou aggraver les accidents. Dans l'observation de M. Tonnellé, ils se reproduisirent à la suite de l'émotion déterminée par la mort d'une malade voisine. La mort de son père les fit reparaître chez une enfant, dont nous avons lu l'histoire, croyons-nous, chez De la Berge. L'observation 18 nous a plusieurs fois offert une exagération des contractures sous l'influence d'émotions tristes renouvelées. Un accès de colère paraissait en avoir été l'origine. Enfin le fait suivant est un exemple de rechute à la suite d'une vive douleur.

XIIe OBSERVATION.

Doré (Rosalie), âgée de trente-quatre ans, domestique, demeurant à Paris, rue du Faubourg-Saint-Martin, 64, est entrée, le 21 mai 1844, au n° 13 de la salle Sainte-Julie.

Réglée à seize ans, et toujours convenablement depuis; d'une bonne santé habituelle. Elle a fait trois fausses couches, et amené deux enfants à terme. Elle n'a jamais été réglée pendant la grossesse. Elle a nourri dix mois son premier enfant. Au bout de cinq mois, les règles sont revenues sans que l'enfant en ait souffert. Elle a allaité sept mois le second; et, quoiqu'elle l'ait sevré depuis sept semaines, les règles n'ont pas reparu.

Elle est malade depuis trois mois. Depuis le début de la maladie, une diarrhée, accompagnée de fortes coliques, a amené chaque jour de six à dix évacuations alvines. Une seule fois les garde-robes ont été mêlées de sang. A la diarrhée se sont joints, pendant près d'un mois, des vomissements très-fréquents.

Un mois après le début de sa maladie, et avant qu'elle eût sevré, elle éprouva des engourdissements, des fourmillements, des roideurs dans les bras et dans les mains. Les accidents revenaient par paroxysmes, qui duraient quelques minutes, pour se reproduire au bout d'un temps variable. Les doigts, d'abord roides, se fléchirent ensuite avec tant de violence, que les ongles pénétraient douloureusement dans la paume des mains. Pendant un mois, à peu près, elle n'avait eu que les premiers accidents. Les contractures des mains vinrent en second lieu ; il s'y joignit de l'enflure à la main gauche.

Lorsque les mains ont commencé à devenir moins douloureuses, les pieds le sont devenus à leur tour, et de la même manière, avec roideur, fourmillements, engourdissements, enflure et rougeur.

Dans le cours de cette maladie, la langue a été une fois le siége d'accidents convulsifs, qui ont duré une demi-heure avec impossibilité de parler. L'intelligence était parfaitement nette. Il n'y a jamais eu de fièvre. Une dose d'émétique a terminé ces accidents après quatre jours de durée.

Lors de son entrée, la malade ne se plaint que de la diarrhée, qui persiste au moindre degré. Elle entre pour faire donner des soins à son enfant qui est gravement malade. On lui prescrit chaque jour 1 gramme de sous-nitrate de bismuth.

Son enfant meurt le 7 juin. Dans la journée du 8, elle est prise de contracture douloureuse de la main gauche, avec engourdisement. Depuis longtemps elle n'avait éprouvé aucun symptôme de ce genre.

Les accidents reparaissent encore le 12 juin ; ils s'accompagnent d'un sentiment de froid marqué. La diarrhée continue. On donne à la malade une potion avec :

> Nitrate d'argent. 0,02

14 juin. Diarrhée un peu moins intense, engourdissements dans les membres. Continuer la potion.

La diarrhée cesse le 15, et les accidents convulsifs s'éteignent peu à peu. Le 20 juin, le dévoiement reparaît un peu ; il est arrêté par le nitrate d'argent, et la malade sort guérie le 23 juin.

Nous ne nous dissimulons pas qu'on pourra s'appuyer, pour combattre la localisation que nous avons cherché à établir, de ces influences morales qui agissent principalement sur l'encéphale ; mais nous ne croyons pas que ce soit à juste titre. Une excitation générale du système nerveux, une exagération de l'action cérébrale, qui modifie la circulation et tous les phénomènes de la vie, détermineront dans un point malade une recrudescence de la maladie.

C'est ainsi que, dans une phlegmasie viscérale quelconque, l'excitation produite par l'ivresse viendra aggraver les symptômes dans le point enflammé, ou déterminera une rechute, quoique l'action du système nerveux spécialement excité ne s'exerce pas plus sur le point malade que sur le reste de l'économie.

Professions. — M. Murdoch chercha le premier à établir un rapprochement entre les professions de couturière, de tailleur, de cordonnier et les rétractions spasmodiques. « L'état de couturière, que cette fille exerçait, par le resserrement constant des doigts et l'uniformité habituelle des mouvements musculaires de l'avant-bras dans les travaux de l'aiguille, cet état, dis-je, contribua à la production de la maladie, à son entretien et à sa marche subaiguë. » Laissant de côté cette dernière assertion, qui est quelque peu hasardée, nous ne nous occuperons que de l'examen de l'idée principale, celle de l'influence de la profession comme cause de la rétraction. Nous ferons remarquer d'abord que la contracture essentielle est loin de se produire seulement dans les mains et dans les doigts. Elle attaque les membres inférieurs, les mâchoires, et, s'il faut là encore chercher une influence d'habitude, il n'y a pas de raison pour qu'elle ne s'étende pas à tous les muscles du corps. Cependant, il faut le reconnaître, dans un assez grand nombre de cas, les malades appartenaient à la profession de tailleur ou de cordonnier. Le sujet de l'observation de De la Berge était

un cordonnier. Sur 7 faits recueillis par M. Imbert, 3 l'ont été chez
des cordonniers, 2 chez des tailleurs. Les autres observations se divi-
sent entre des états différents. Ce n'est vraiment que pour mémoire
que nous reproduisons cette hypothèse trouvée ingénieuse par De la
Berge, et que M. Imbert signale comme un fait de coïncidence singulière, qu'il n'explique pas. D'abord il faut évidemment mettre en
dehors de la discussion les jeunes enfants qui ne peuvent entrer en
ligne de compte dans une question de cette nature, et que M. Murdoch
a bien légèrement mis de côté à une époque où presque tous les faits
connus leur appartenaient. Il est bien évident qu'une influence pro-
fessionnelle ne peut-être que très-secondaire dans une maladie dont
ils sont fréquemment affectés. Mais ne trouverait-on pas, de plus, dans
les habitudes de certaines professions, de quoi expliquer l'origine de
ces accidents, sans que la profession elle-même intervienne par les
mouvements habituels qu'elle exige ? Examinons donc si, dans les professions indiquées, on ne trouverait pas quelque condition qui pût
favoriser le développement d'affections telles que celle que nous étudions. Les humeurs stagnent chez ces artisans et il se produit facilement
des congestions locales ou des flux habituels. Hippocrate signale l'observation d'un jeune homme qui couchait dans un atelier de tailleur :
« In satrina decumbebat et sanguinem e naribus effudit, cui postmodum
« secessus modici facti sunt. »

Ramazzini accepte cette opinion, et ajoute : « Multa vitiosorum succo-
« rum redundatia laborare solent hujusmodi artifices, ob vitam sellula-
« riam quam degunt ac præsertim sutores. »

Plus loin, il dit : « Sarcinatores... crurum stupore, claudicatione,
« ischiade non raro tentari solent. » Il attribue ces désordres à la position
qu'ils prennent pour travailler.

Nous ne trouvons dans ces appréciations rien qui puisse directement
s'appliquer à des affections nerveuses spasmodiques. Ne pourrait-on
pas plutôt admettre que ces ouvriers sont exposés à contracter des
affections rhumatismales sous l'impression du froid ? Les tailleurs
restent assis dans des ateliers où brûlent continuellement des réchauds ;

ils manient des fers lourds et portés à une température assez élevée ;
ils transpirent, et subissent d'autant plus facilement l'action du froid
extérieur, que, dans leurs ateliers, ils sont, en général, à peine vêtus,
et qu'ils ne prennent pas, pour sortir dehors, le soin de se mieux
couvrir. Les cordonniers, ceux surtout qui sont pauvres et qui vont à
l'hôpital, travaillent dans des échoppes humides et froides, souvent
mal fermées. Nous verrons quelle influence peuvent exercer ces conditions. Il est d'autant plus probable qu'elles agissent, que les autres
malades, dont l'observation a été publiée, étaient des ouvriers tra-
vaillant en plein air, dans des endroits ouverts, et sans feu, comme
les maçons, les terrassiers, les menuisiers.

INFLUENCE DES AGENTS EXTÉRIEURS, SAISONS, CONSTITUTIONS MÉDICALES.

De la Berge écrivait en 1835 : « Sur 19 cas où l'époque d'invasion
de la maladie a été notée, 1 seul se présente ayant sévi pendant la
saison chaude ; onze fois elle s'est rencontrée pendant les mois de
novembre, décembre, janvier et février ; sept fois durant les mois
de mars, avril, septembre et octobre. »

Les faits publiés depuis ont confirmé cette remarque de De la
Berge. Les observations de MM. Tessier et Hermel donnent les mois
d'avril, de mars, de février comme dates de l'apparition des accès.
Les entrées des malades, dans les huit observations de M. Imbert,
sont indiquées le 20 mars, le 31 octobre, le 6 février, le 17 janvier,
le 17 mars, le 13 et le 15 avril. C'est à la fin de janvier que le
malade de M. Hérard en fut atteint.

Nos observations ne se sont pas aussi rigoureusement renfermées
dans la même période de l'année ; deux portent le mois de mai
comme date d'invasion, deux autres le mois de septembre ; mais
dans six autres, quatre commencent en mars, une en février, une
autre en avril. Nous ne faisons pas rentrer dans ce relevé cinq faits
tout récemment recueillis et qui tous se présentèrent à la fois dans

les mois de mars et d'avril 1846. L'état général des femmes en couches et leurs habitudes expliquent suffisamment comment certaines conditions atmosphériques peuvent les influencer plus vivement qu'elles n'agissent sur d'autres individus.

« Il est constant, dit Bosquillon (notes de Cullen) que les accouchées sont plus sujettes que d'autres aux maladies épidémiques, mais cela dépend de l'augmentation d'irritabilité, de l'état particulier du sang qui est disposé à l'inflammation... Cette irritabilité dure communément deux ou trois semaines après les couches, et quelquefois plus... Néanmoins la diathèse inflammatoire subsiste jusqu'à un certain point chez les nourrices, et paraît chez un grand nombre de femmes quand les règles coulent. »

Quoi qu'il en soit de cette susceptibilité à subir l'influence des constitutions médicales, il est certain que l'on voit souvent les contractures et les paralysies idiopathiques se présenter par bouffées et comme si une influence épidémique s'exerçait en quelque façon sur les nouvelles accouchées. MM. Tessier et Hermel, en dehors de l'état de parturition et d'allaitement, avaient remarqué qu'elles étaient plus fréquentes depuis quelque temps. Toutes les observations que nous avons recueillies se sont groupées en deux séries qui se sont présentées à deux années de distance. Dans l'intervalle, deux faits seulement se sont rencontrés. Y a-t-il là, ce qui serait singulier, une épidémie légère ? S'agit-il de conditions météorologiques particulières, favorables au développement des affections spasmodiques ? Nous admettrions de préférence cette dernière explication. Existerait-il un rapport entre des méningites assez nombreuses, observées tout à coup chez les enfants pendant les mois de mars et d'avril dernier, et les cinq observations de spasme essentiel qui se sont offertes à la fois à cette même époque ? Nous laissons dans le doute cette coïncidence (1).

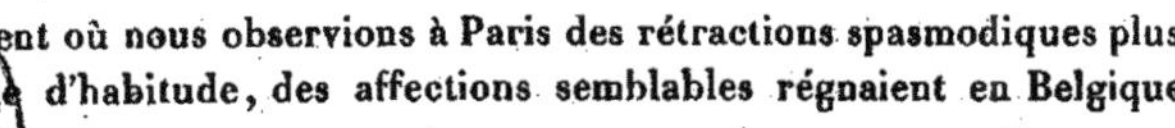

(1) Au moment où nous observions à Paris des rétractions spasmodiques plus communes que d'habitude, des affections semblables régnaient en Belgique

13

Remarquons cependant que la saison, chaude de bonne heure, est devenue froide tout à coup, et que là peut-être nous en trouverons une explication suffisante.

Influence du froid. — On conçoit que, prédisposées à la phlegmasie par cet état particulier du sang que Bosquillon avait pressenti, et qui consiste dans une augmentation notable de la quantité de fébrine, les nouvelles accouchées soient plus exposées à subir l'impression du froid qu'à toute autre époque de leur vie. C'est dans cette influence qu'il faut chercher la cause de la plus grande fréquence des spasmes idiopathiques à certaines époques de l'année. On sait que le rhumatisme, qui nous semble avoir avec eux une si grande affinité, se développe dans les temps qui suivent l'accouchement sous l'action des mêmes causes. « Dans les couches et pendant l'allaitement,

---

Dans une des dernières séances de la Société de médecine de Gand, M. Mareska a appelé l'attention de ses collègues sur des faits nombreux (vingt-cinq cas) de rétractions musculaires partielles qu'il a récemment observés dans la prison de cette ville. Les mêmes accidents ont frappé la maison correctionnelle de Saint-Bernard près d'Anvers, et M. Guislain les a vus régner dans l'asile des aliénés de Gand. Ils paraissent identiques à ceux que nous avons décrits. Ils ont envahi les muscles des membres et de la poitrine, l'estomac, le diaphragme, la langue. Dans deux cas, le sulfate de quinine a amené la guérison. La maladie avait pris nettement le caractère intermittent. L'âge n'a pas semblé exercer sur le développement de ces spasmes une notable influence. On a cru d'abord que l'alimentation était pour quelque chose dans leur production, et la maladie des pommes de terre a joué son rôle ; mais le changement de nourriture n'a pas paru modifier l'état des prisonniers. Les bains, les antispasmodiques, le sulfate de quinine, les purgatifs, ont été employés avec succès ; d'ailleurs la maladie ne présentait pas de gravité.

Y a-t-il là une véritable épidémie ? Verrons-nous se reproduire les singuliers phénomènes observés récemment en France dans cette affection nerveuse grave qui ne frappait que les soldats au milieu de villes populeuses ? Les bizarreries de la marche de l'acrodynie et de l'ergotisme, cette prétendue maladie cérébrale, renaîtront-elles avec d'autres symptômes ? c'est ce qu'il est impossible de prévoir.

dit M. Villeneuve (1), les femmes étant bien plus sensibles que dans tout autre temps aux différentes influences qui peuvent occasionner ou développer le rhumatisme, il y a lieu de penser que diverses maladies qui leur arrivent après l'accouchement ou à la suite du sevrage, et auxquelles elles donnent le nom de *lait répandu,* ne sont que des affections rhumatismales. Radamel pense que les nouvelles accouchées contractent avec d'autant plus de facilité ce genre d'affection, qu'elles y sont disposées par le grand relâchement dans lequel elles se trouvent, par la transpiration qu'entretiennent les boissons dont elles font usage, et par la chaleur du lit qui les rend très-impressionnables. »

Nous ajouterons comme cause fréquente de refroidissement chez les nourrices l'habitude où elles sont nécessairement de prendre pendant le froid de la nuit, et lorsqu'elles sont couvertes de sueur, leur enfant dans son berceau pour l'allaiter.

A ces circonstances dont on peut contester la valeur, nous pouvons joindre des observations concluantes. Dans notre première observation, dans la dix-septième, les mains trempées dans l'eau froide furent l'origine des accidents. Une course en voiture et une glace baissée par un temps froid en furent la cause déterminante dans l'observation II. Un refroidissement fut signalé par les malades qui font le sujet des observations III, VIII et XIV. Notre attention n'ayant pas été dans le principe dirigée vers ce point, nous avons probablement négligé quelquefois cette cause, dont l'influence aurait été mise en relief par une interrogation plus soigneuse.

Les observateurs qui nous ont précédé l'avaient signalée. Sans tenir compte même de ce que les affections concomitantes étaient souvent de la nature de celles qui relèvent de l'action du froid, pneumonie, pleurésie, entérite, on voit dans la cinquième observation de M. Tonnellé, que l'enfant habitait un logement bas et humide. La

---

(1) Villeneuve, *Dictionn. des sciences médic.,* art. RHUMATISME.

première de M. Constant indique comme origine de la maladie la suppression de la sueur. Dans la plupart des autres observations, les malades ne semblent pas avoir été examinés à ce point de vue. Cependant M. Tonnellé avait probablement des renseignements plus étendus, car il signale en première ligne l'impression du froid sur le corps en sueur.

On lit ce qui suit dans l'observation publiée par M. Hérard : « Ce que le malade a noté toutefois, et ce que les auteurs avaient noté déjà, c'est que le froid, et surtout le froid humide, avait sur le réapparition des contractures une influence incontestable. C'est toujours en hiver, et souvent après avoir plongé ses mains dans l'eau froide, qu'elles se sont déclarées. »

Depuis, MM. les docteurs Louis Chapel, Brunache, Marrotte, ont fait les mêmes remarques.

Les détails que nous avons donnés sur ce point qui nous semble important ne peuvent, croyons-nous, laisser aucun doute sur l'action qu'exerce le froid dans la production des rétractions spasmodiques.

Pour résumer en quelques mots ce que nous avons dit dans l'étude des causes, nous rappellerons qu'elles présentent une importance bien variable. Celles qui ont paru agir avec le plus d'évidence sont le froid et les différentes modifications que la femme éprouve dans l'accomplissement des actes physiologiques de l'utérus : suppression des règles et des lochies, suites de couches, allaitement. En seconde ligne, nous placerons la première enfance et l'âge adulte, la dentition, certaines constitutions médicales, des états pathologiques préexistants ou actuels, aigus ou chroniques, parmi lesquels nous remarquons le rhumatisme et la fièvre intermittente, les impressions morales tristes. Enfin, nous indiquerons en troisième lieu, et avec toute espèce de réserves, l'influence de certaines professions et de certains tempéraments : celle du sexe ne nous a pas semblé devoir être sérieusement admise comme cause première.

DES AFFECTIONS QUI SE RAPPROCHENT DES SPASMES MUSCULAIRES IDIOPATHIQUES, ET DE LEURS CARACTÈRES DIFFÉRENTIELS.

La recherche des signes qui caractérisent une maladie, en la séparant nettement des autres formes morbides qui s'en rapprochent par leur nature ou par leurs manifestations extérieures, est toujours intéressante et utile, mais elle acquiert ici plus d'utilité et d'intérêt. La rétraction spasmodique idiopathique a été longtemps confondue parmi toutes ces affections où se produisent des exagérations de la tonicité musculaire, il est donc important de signaler les différences qui avaient été méconnues et qui permettent dans tous les cas d'établir le diagnostic. Déjà plusieurs fois cette partie de l'étude des rétractions spasmodiques a été indiquée, mais elle n'a jamais été complétement traitée. Nous chercherons ici à signaler toutes les affections avec lesquelles on a pensé qu'elles pouvaient être confondues ; mais nous n'étudierons avec soin que celles qui nous paraissent mériter un examen approfondi. Ainsi, nous nous occuperons successivement des affections des centres nerveux et de leurs enveloppes, du tétanos traumatique et spontané, de certaines rétractions épileptiques, de la première période des affections saturnines, de la crampe et de la contracture chroniques, de la fièvre pernicieuse tétanique.

Si nous voulions suivre dans cet examen une marche dichotomique, nous commencerions par diviser en deux séries les affections des centres nerveux : celles qui peuvent s'accompagner de perte de connaissance ou de délire, et celles qui n'empêchent et ne pervertissent jamais l'exercice de l'intelligence. Les premières seraient par cela seul placées en dehors de notre étude, mais, dans une même affection, les altérations de l'intelligence peuvent se développer ou manquer complétement ; il nous faut donc chercher d'autres caractères. Disons néanmoins que toute affection qui s'accompagne de délire ou de perte de connaissance doit être complétement éloignée du spasme essentiel. Jamais celui-ci ne s'accompagne, à son état de simplicité du moins, de symptômes de cette nature, et ce caractère seul nous a suffi dès l'abord pour éliminer un assez grand nombre d'observations rencontrées dans les auteurs, et qui s'en rapprochaient à différents titres. Chez nos malades, l'intelligence est restée parfaitement nette, et si nous avons pu croire, chez la femme qui fait le sujet de l'observation III, qu'il n'en était pas ainsi, c'est que l'impossibilité de mouvoir la mâchoire inférieure et la langue, les troubles de l'ouïe et de la vue, l'empêchaient de se mettre convenablement en rapport avec nous, et de répondre à nos questions. Il n'en est plus ainsi lorsque c'est dans une fièvre grave que le spasme se développe ; mais, sans parler du doute où nous sommes sur la nature absolument identique des deux états, le délire ne survient pas à l'occasion des spasmes, il n'est ni exagéré ni diminué pendant leur durée, et, dans l'observation de ce genre que nous avons donnée, le malade percevait et indiquait, aussi bien que son état habituel pouvait le permettre, les douleurs nouvelles qu'il ressentait.

Cette absence de trouble de l'intelligence ne permet pas de confondre avec la rétraction spasmodique la méningite cérébrale, qui, chez les jeunes enfants, aurait pu, au commencement de la deuxième période, être difficile à en distinguer. Dans les deux cas, on peut avoir observé des vomissements, la fièvre due à une autre affection, une entérite, par exemple, puis la lenteur du pouls et des contractures partielles, quelquefois mobiles encore à cette période où il ne s'est point opéré encore de désorganisation profonde ; mais la somnolence, l'irrégularité du pouls, si remarquable qu'elle nous a suffi quelquefois pour diagnostiquer la méningite et le délire, facile à reconnaître même chez les jeunes enfants, suffiraient pour distinguer l'une de l'autre les deux affections. Joignons-y les cris hydrencéphaliques, les réveils en sursaut, les bouffées de rougeur de la face, les irrégularités de la respiration, l'inégalité des pupilles, le strabisme, plus fréquent dans la méningite que dans le spasme, et il restera peu de chances d'erreur

Dans les cas difficiles, et il en est, où l'intelligence semble persister quoiqu'il se soit produit déjà des phénomènes convulsifs, on trouverait les éléments du diagnostic dans un symptôme sur lequel M. le professeur Trousseau insiste depuis longtemps dans ses cliniques, quoiqu'il appelle lui-même une plus longue expérience pour en apprécier la valeur. Lorsqu'on passe à deux reprises différentes, ou même une seule fois, la pulpe du pouce sur un point de la peau, chez un enfant affecté de méningite, en opérant un frottement modéré, il se produit une macule d'un rose intense, limitée à toute l'étendue de la peau touchée par le doigt et nettement tranchée sur les parties voisines. Cette rougeur, qui paraît quelquefois graduellement, persiste pendant un temps assez long. Elle est remarquable surtout à la joue, à la poitrine, au ventre et aux cuisses. Elle ne se produit pas habituellement chez les enfants affectés de toute autre lésion que la méningite, ou bien elle est fugitive et paraît plus difficilement. Enfin, elle est assez significative et assez constante pour que nous ne l'ayons jamais vu manquer et pour que seule elle ait pu nous faire justement affirmer l'existence de méningites que nous n'aurions pu sans elle diagnostiquer.

L'encéphalite partielle sera facilement reconnue à la nature de la cause si elle est externe, aux troubles de l'intelligence, à la durée plus grande des phénomènes d'invasion (fourmillements, picotements dans les membre), à la continuité de la contracture, à la marche progressive, exacerbante des phénomènes convulsifs.

La céphalalgie ancienne s'accompagnant de vomissements, les convulsions cloniques revenant à intervalles plus ou moins éloignés, la chronicité de la contracture, lorsqu'elle se produit, la constitution générale de l'individu, établiront une distinction facile entre les tubercules cérébraux et le spasme idiopathique.

Les affections de la moelle nous offriront plus de difficultés; les congestions rachidiennes présentent en effet quelques rapports avec nos observations de paralysie, mais jamais elles ne ressemblent à la forme contracture. Elles diffèrent de la paralysie essentielle en ce que jamais elles ne sont unies par intervalles à la contracture, en ce qu'elles frappent à la fois les deux côtés du corps, en ce que jamais les bras ne sont atteints sans que les jambes le soient en même temps ; enfin en ce qu'elles se terminent soit par une guérison qui n'a lieu qu'au bout de plusieurs mois de maladie, soit le plus souvent par la mort.

L'hématorachis produit quelquefois des secousses convulsives, mais ces secousses sont générales et ne présentent pas la forme tonique rémittente.

La méningite rachidienne sera facilement reconnue, en ce que presque jamais elle n'existe seule et que la méningite cérébrale, avec tous ses caractères, la complique dix-huit fois sur vingt (Parent-Duchâtelet, Ollivier, Calmeil). D'ailleurs, la douleur vertébrale continue, le renversement de la tête en arrière, la roideur du tronc, suffiraient pour établir le diagnostic.

La myélite, qui s'accompagne de contracture, a été précédée d'une insensibilité plus ou moins complète portant sur une grande partie du corps. Nous noterons ici ce caractère, que, dans les maladies des centres nerveux avec désorganisation de la pulpe, la contracture ne se produit qu'en second lieu, et qu'elle est précédée d'une paralysie plus ou moins complète. Or, si une paralysie notable a précédé les contractures idiopathiques dans quelques-unes de nos observations, cette paralysie a été mobile, elle a frappé isolément tel ou tel membre, et elle a séparément affecté la peau et le système musculaire. Enfin, dans les affections de la moelle, la paralysie s'est développée de bas en haut et non pas de haut en bas comme on le voit si fréquemment dans la paralysie essentielle ; elle porte en même temps sur la vessie et sur le rectum, ce qui n'arrive pas dans celle-ci. Quant à la rétraction par influence rachidienne, elle est continue, presque toujours exempte d'exacerbations, et elle ne disparaît pas tout à coup comme le spasme essentiel.

Le tétanos se présente sous deux formes : s'il est traumatique, la blessure, les circonstances fâcheuses dans lesquelles le blessé aura été placé, dirigeront le diagnostic ; qu'il soit traumatique ou spontané, sa marche continue avec secousses convulsives, son siége spécial sur le tronc et sur les muscles vertébraux en particulier, tandis que, suivant Sprengel (1), les doigts resteraient flexibles : les courbures que le tronc affecte suivant que telle ou telle série de muscles est plus particulièrement atteinte, l'absence de périodicité et par conséquent de renseignements donnés par les malades sur des accès semblables, tous ces caractères suffiront pour empêcher l'erreur. Hâtons-nous de dire toutefois que, bien probablement, parmi les observations de tétanos guéri, plusieurs appartiennent au spasme musculaire.

Les rétractions épileptiques qui peuvent être douloureuses seront facilement reconnues à ce qu'elles auront été précédées d'une attaque grave, et plus habituellement de mal épileptique avec perte de connaissance plus ou moins prolongée ; elles seront continues, et, en général, quoique ce ne soit pas un caractère de grande valeur, moins douloureuses que les rétractions idiopathiques. Les commémoratifs occuperont ici la première place.

Ils auraient encore une grande valeur dans le principe de certaines formes de l'affection saturnine. Un malade entrait, au mois de mars 1846, à l'hôpital Necker ; jamais il n'avait éprouvé d'accidents saturnins. Depuis plusieurs jours, il avait été pris d'une roideur particulière et de crampes dans les membres, avec sensation de fourmillement et quelques élancements douloureux. La musculation ne s'exerçait pas avec autant de facilité que de coutume, la sensibilité était légèrement pervertie. Mais ces accidents étaient continus sans aucune rémission ; la flexion légère des doigts ne présentait pas le caractère de la flexion spasmodique, le malade avait travaillé dans une fabrique de blanc de céruse, ses gencives présentaient la couleur grise caractéristique de l'action du plomb sur l'organisme ; un bain sulfureux détermina sur les mains l'apparition de taches noires de sulfure de

______

(1) *Inst. méd.*, t. 4, p. 359.

plomb. Le diagnostic fut donc facile dès qu'on y eut apporté quelque attention.

Nous n'insisterons pas sur les caractères qui distinguent les rétractions spasmodiques de la crampe et de la contracture continue. Ces deux affections seront examinées lorsque nous traiterons de leur nature. La rapidité avec laquelle s'efface la première, la continuité de l'action qui produit la seconde, sont des signes diagnostiques suffisants. Nous nous arrêterons plus longuement sur ce qui a rapport à la fièvre pernicieuse tétanique.

La fièvre pernicieuse tétanique est une de celles sur lesquelles on trouve le moins de renseignements dans les auteurs. Storck (*Annus medicus*) guérit un malade d'un tétanos intermittent (1); Casimir Medicus traita avec succès à Manheim une fièvre intermittente compliquée de tétanos. M. Fournier-Pescay (2) signale quelques cas analogues. Ce ne sont pas là des faits assez nombreux pour établir des

---

(1) Puer, novem annorum, quotidie circa secundam promeridianam pessimis totius corporis convulsionibus excruciatus est, et, his cessantibus, tetanus universalis supervenit, qui autem post octo circiter minuta sensim desiit et ægro rediit mens et sequebatur largus sudor.

.....Tentavi diversissima remedia in his convulsionibus decantata et alias optimo cum effectu exhibita, verum in omnibus frustra fui et æger intra sex dies omnibus fere viribus orbatus est.

Quare tempore intercalari drachmas sex extracti corticis peruviani in mistura præbui.

Altero die nullæ convulsiones observatæ sunt verum æger, ea hora qua paroxysmus debuisset reverti, fuit multo debilior, anxius et faciei color sæpius mutabatur, post lenem autem sudorem æger dormivit et melius habuit.

Dedi dein adhuc per octiduum quotidie unciam dimidiam extracti corticis peruviani et quotidie ægri vires auctæ sunt et nullum amplius convulsionis vestigium visum est.

Post sex menses, vidi hunc puerum adhuc integre sanum, robustum, et ab omni convulsione immunem.

(2) *Dictionnaire des sciences médicales,* article TÉTANOS.

différences bien claires entre cette maladie et nos spasmes. Voici les raisons que donne Dance pour motiver le diagnostic : « Ces accès n'ont point affecté une marche régulière, comme dans les fièvres intermittentes légitimes, ils n'ont point débuté par un frisson, surtout ils ont cessé brusquement sans qu'on leur ait opposé aucun moyen thérapeutique spécial, tandis que, au rapport des auteurs, les fièvres intermittentes pernicieuses entraînent promptement les plus grands dangers si l'on n'a pas recours au quinquina. Ces considérations nous portent à penser que telle n'est point la véritable nature de cette affection. »

Pour établir un diagnostic qui a une aussi visible importance, nous donnerons ici une des observations de M. Fournier - Pescay, considérée par M. Littré (1) comme appartenant à la fièvre pernicieuse tétanique. Elle est tirée des *Annales de l'hôpital de Berlin* publiées par M. Horn. Une fille de dix-huit ans éprouvait depuis quelques semaines une fièvre intermittente tierce, à laquelle on n'avait encore opposé aucun moyen thérapeutique; mais après avoir fait une marche de plusieurs milles par un temps froid et humide vers la fin de septembre 1815, elle fut prise d'une violente céphalalgie accompagnée de délire et d'une chaleur considérable à la peau. Dans cet état, la jeune fille fut transportée à l'institut clinique. Le médecin, en la visitant, trouva les muscles de la face contractés, l'œil fixe et étincelant, et les mâchoires tellement rapprochées l'une de l'autre, que les plus vigoureux efforts ne purent les écarter. La respiration était convulsive et le pouls fréquent. La malade fut mise dans un bain tiède, et on lui fit en même temps des fomentations froides sur la tête. Le trismus cessa avec l'accès de fièvre, et il ne resta que de la faiblesse et de la céphalalgie. Le paroxysme ne revint pas au jour où il était attendu, mais le quatrième, et, avec lui, le trismus et la roideur des membres. Cette crise dura environ six heures, et les choses se rétablirent à peu près dans l'état naturel. Cependant, vingt-quatre heures après

______

(1) *Dictionnaire de médecine,* 2ᵉ édition, t. 24, p. 10.

cette invasion, un autre accès survint et dura à peu près autant que le dernier, puis une véritable apyrexie lui succéda. Le bain tiède et les affusions d'eau froide avaient été continués. Après ce troisième accès, il s'établit une transpiration considérable. Le médecin prescrivit la valériane en substance et l'opium. La quatrième attaque n'eut lieu que le quatrième jour après la troisième ; elle avança de quelques heures et n'en dura que trois : dès lors il n'y eut plus que des accès fort légers et très-incomplets, et qui ne consistaient qu'en un peu de roideur dans les mâchoires. La guérison fut bientôt parfaite.

La fièvre intermittente tierce, dont les accès avaient précédé l'apparition du tétanos, nous semble un excellent caractère, et nous croyons qu'il doit en être fortement tenu compte, d'autant plus que jamais nous n'avons vu les accidents spasmodiques dont nous parlons précédés d'accès fébriles caractéristiques ; mais ce n'est pas là un signe suffisant, et les fièvres pernicieuses ne sont malheureusement pas toujours précédées de symptômes tranchés qui puissent diriger le médecin dans leur appréciation.

Quoique les fièvres tétaniques, d'après les observations que nous avons lues, ne nous paraissent pas aussi graves que les autres fièvres pernicieuses, peut-être parce qu'elles ne font qu'exagérer un phénomène convulsif propre à la fièvre intermittente, le frisson, il est nécessaire cependant d'établir le diagnostic. La lésion de l'intelligence nous semble encore ici un excellent caractère. Tandis que la fièvre tétanique s'accompagne de délire, la netteté de l'intelligence est un symptôme essentiel des spasmes idiopathiques. Ces derniers n'ont jamais été précédés de frisson. Assez souvent c'est par le frisson que débutent les accès fébriles tétaniques. La terminaison des accès est encore plus tranchée dans ces derniers, et le second accès se développe avec une régularité plus grande. Quoiqu'il ne faille pas absolument compter sur l'inexactitude de ces retours dans la fièvre pernicieuse, elle est, en effet, bien plus grande que dans les spasmes essentiels ; et on ne voit pas, comme dans ces derniers, revenir, dans la même journée et à des heures variées, des accidents semblables.

Enfin, la possibilité de les faire naître dans cette dernière affection par la constriction des parties convulsées pendant le paroxysme serait, dans un grand nombre de cas, un caractère important.

De la Berge avait cru devoir établir les différences qui séparent les rétractions spasmodiques de celles qui s'arrêtent aux maladies des aponévroses et de l'aponévrose palmaire en particulier. La chronicité de la marche de l'affection, la situation superficielle des brides qui soulèvent la peau, et ne sont pas, comme les tendons, retenus dans des gaînes fibreuses, ne laisseraient, même pendant l'accès, aucun doute dans l'esprit du médecin.

Les rétractions musculaires chroniques ne seraient pas non plus difficiles à distinguer; elles résultent le plus habituellement soit d'une blessure, soit d'une position vicieuse longtemps prolongée, soit de l'impression du froid. Les commémoratifs suffiraient dans les deux premières circonstances. Le manque de mobilité de l'affection, l'absence de rémittence, établiraient dans les trois cas sa nature.

M. Imbert a cru utile de comparer les rétractions spasmodiques à l'acrodynie et à l'ergotisme convulsif. Déjà, d'ailleurs, M. Tonnellé avait signalé comme point de repère dans leur étude l'épidémie décrite en 1717 par Waldschmied et Scheffel. Nous pensons, comme eux, qu'il y a une relation à établir entre l'acrodynie, l'ergotisme et les spasmes idiopathiques. Nous reviendrons sur ce point de vue; ici nous ne nous occuperons que du diagnostic différentiel.

L'acrodynie, dans quelques-unes de ses formes, serait facilement confondue avec la première période des spasmes toniques lorsque les muscles ne sont pas encore entrés en action. Les altérations digestives, les engourdissements, les fourmillements, les élancements siégeant aux mains et aux pieds et n'attaquant pas, en général, les autres parties des membres, la perversion de la sensibilité déterminant à la fois des douleurs à la pression, de l'insensibilité au contact, les troubles de la marche et des actes manuels, sont des symptômes communs aux deux affections; mais dans l'acrodynie la contracture est assez rare, la rougeur, le gonflement des extrémités sont plus intenses, la conjonctive s'enflamme fréquemment, l'œdème s'empare du tronc et de la face, puis la constitution épidémique, la généralisation de la maladie bien plus fréquente seront des caractères non pas absolus pris isolément, mais qui, réunis, suffiront pour établir la différence.

Comme l'acrodynie, l'ergotisme est épidémique, mais les accidents sont bien plus graves que dans cette dernière affection. Nous laisserons parler, pour établir le diagnostic, Sauvages et l'auteur d'une bonne thèse sur l'affection convulsive qui parcourut l'Allemagne dans le siècle dernier (Wolff, 1717).

On lit dans Sauvages : « Convulsio raphania (Kriebel-Krankheit « germanis, Linnei raphania). — Hujus character est contractura artuum « cum agitatione convulsiva et doloribus atrocibus per periodos recur- « rentibus. Duratio morbi a diebus decem ad menses tres. » — Il ajoute plus loin comme symptôme : « Convulsiones horrendæ in artubus. »

Wolff décrit comme habituels les accidents suivants : « Hunc teta- « nus, alium opistotonos cum spasmo cynico, strabismo, aphonia, « doloribus cruciatissimis adeo affecit ut si paroxymus actus suos sce- « nicos, tragicos exerceret vix sibi temperate potuerint quin manus vio- « lentas sibi inferrent. » Ainsi, malgré la marche rémittente de la maladie, l'acuité des symptômes, leur complication, leur gravité bien plus grande, l'atrocité des douleurs, suffiraient au médecin pour établir son opinion.

ÉTUDE DU PRONOSTIC.

Nous avons vu que l'opinion de tous les auteurs s'accordait en ce point que les spasmes essentiels ne présentent pas, dans l'immense majorité des cas, une gravité inquiétante. Et cependant, comme le fait justement remarquer De la Berge, si l'on consultait, pour établir le pronostic, les observations publiées, les morts sont dans une telle proportion qu'il faudrait arriver à considérer les rétractions spasmodiques comme une maladie souvent fatale. Cela vient de ce que, comme nous l'avons déjà dit, on les a fréquemment observés chez des individus déjà gravement malades. Chez l'adulte, il n'existe qu'un seul cas de mort pendant la période d'état de la maladie, et encore est-elle due à une rougeole intercurrente. Cependant nous ne voulons pas nier qu'à son état de simplicité elle ne puisse amener parfois des accidents et la mort. Nous croyons que cela n'a jamais été observé; mais, comme il a semblé, dans quelques circonstances, que l'affection pouvait abandonner les nerfs pour se transporter, par continuité ou par métastase, vers les enveloppes de la moelle, nous admettrons qu'il en est quelquefois ainsi; c'est du moins l'explication la plus satisfaisante de la production des lésions si graves signalées dans l'observation de M. Imbert, et qui, certes, ne peuvent être rapportées à la rétraction fugitive que l'on rencontre habituellement. La rougeole pourrait fort bien d'ailleurs donner la raison de ces altérations, de celles surtout qui portent sur la substance médullaire, et qui ne s'expliqueraient pas suffisamment par le spasme des extrémités.

Mais si la mort n'est jamais ou presque jamais le résultat de l'affection qui nous occupe, est-il cependant indifférent de voir, pendant un temps souvent assez long, des malades attachés à leur lit par des douleurs vives et que rend plus insupportables l'état d'irritabilité nerveuse où ils sont plongés? Incapables de tout travail, ne pouvant se soutenir, saisis tout à coup d'accidents convulsifs tétaniques qui les effrayent et que la moindre émotion exaspère ou reproduit, tourmentés par des céphalalgies, par des congestions locales qui se déplacent à chaque instant et qui s'accompagnent d'élancements douloureux ou de picotements incommodes, ils réclament toute l'attention du médecin. Ce n'est pas, en effet, une maladie indifférente que celle qui s'accompagne de tels symptômes et que ses récidives habituelles rendent plus fâcheuse encore. Le traitement sera donc d'une grande importance s'il peut abréger les attaques, si, agissant de bonne heure, il peut détruire, dès l'abord, les principes de la maladie et empêcher les retours.

DU TRAITEMENT.

L'efficacité d'un traitement est fort difficile à établir dans une affection qui n'a presque jamais une terminaison funeste, et qui peut guérir quelquefois sans le secours du médecin : aussi un assez grand nombre de moyens thérapeutiques ont-ils obtenu des succès dont nous ne voudrions pas nous rendre garant. Dans la difficulté où nous sommes d'apprécier exactement l'influence que les divers moyens employés ont exercé sur la maladie, nous indiquerons ce qui a été fait dans les observations que nous pouvons consulter, en y joignant l'indication des moyens que le raisonnement ou une expérience plus fréquente placent au premier rang.

L'expectation la plus complète, avons-nous dit, et cela rend notre tâche plus difficile, a été plusieurs fois suivie d'une guérison complète. L'observation 3 de Dance en est un exemple. Dans l'observation 4, un bain fut le seul moyen employé. Dans notre observation II, la malade fut absolument abandonnée à elle-même, et elle guérit. Mais si des faits certains ont démontré la possibilité de la guérison sans traitement, nous sommes loin cependant de conseiller l'expectation absolue comme devant, dans toutes les circonstances, être une bonne règle de conduite. On trouvera, en effet, des observations dans lesquelles les accidents avaient duré un temps assez long avant que le traitement eût pu en diminuer l'intensité ou les détruire. Plusieurs malades, que leur négligence avait portés à ne pas demander de secours, les virent se perpétuer. Enfin, un traitement convenablement dirigé a pu exercer une influence assez heureuse et assez évidente pour qu'on doive persévérer dans les efforts qui ont été faits.

Les indications à remplir sont de deux espèces, suivant que la maladie est simple ou qu'elle se complique de quelque autre affection. Dans ce dernier cas, il faut évidemment commencer par combattre l'affection autre que la rétraction, qui peut avoir exercé sur elle une influence puissante. Nous n'avons pas à nous occuper de cette partie du traitement; nous insisterons cependant sur un ordre d'accidents qui se présentent fréquemment, et qui semblent avoir avec les spasmes une liaison plus habituelle : ce sont ceux qui se développent du côté de l'intestin. Se sont-ils produits à la suite d'un embarras gastrique, la bouche est-elle amère, la langue chargée; existe-t-il à l'épigastre de la chaleur ou de la douleur à la pression : on donnera l'ipécacuanha. Ces phénomènes primitifs ont-ils disparu, et ne reste-t-il plus que les accidents intestinaux : les purgatifs salins seront utiles. La diarrhée est-elle ancienne, on emploiera, les médicaments substituteurs, le sous-nitrate de bismuth, la poudre d'yeux d'écrevisse, les sels neutres ou les eaux salines, à petite dose, longtemps continuée; le nitrate d'argent, en potion, si l'on a lieu de croire que l'estomac ou l'intestin grêle sont surtout influencés; en lavements, si le gros intestin semble le siége de la maladie. Les excitants cutanés, le contact habituel de la flanelle sur la peau, les frictions sèches, si l'exacerbation des douleurs n'est pas telle que le malade ne puisse les supporter, établiront une heureuse dérivation si la diarrhée est due à un flux simple, et semble résulter de l'influence du froid sur les fonctions de la peau.

La rétraction musculaire n'est-elle compliquée d'aucun autre accident, les indications varient suivant l'âge et l'état physiologique des individus qu'elle affecte. Chez les jeunes enfants, les soins hygiéniques, les antispasmodiques ; chez les adultes, les antiphlogistiques, les évacuants, les stupéfiants. Chez la femme, les mêmes médications, et, de plus, les médicaments emménagogues, si les troubles de la menstruation entrent pour quelque chose dans la production des spasmes.

Nous allons étudier en détail l'action de chacun des modificateurs thérapeutiques que nous venons de signaler.

Antispasmodiques. — Ils ont été considérés par quelques personnes comme devant tenir la première place dans le traitement des spasmes essentiels chez les jeunes sujets. M. Jadelot, niant, pour la plupart des cas, l'utilité des sangsues, pense que, généralement, les infusions anti-pasmodiques, les frictions sèches ou avec une huile camphrée, l'oxyde de zinc, seront plus avantageux. Plusieurs des observations dans lesquelles l a terminaison a été le plus heureuse et le plus prompte n'indiquent pas d'autre traitement. D'ailleurs, lorsque la médication antiphlogistique ou évacuante a ura été jugée nécessaire, le déclin de la maladie peut présenter encore l'indication de calmer le système nerveux; surtout chez les individus faibles, anémiques, affaiblis par les maladies chroniques, on se trouvera bien de l'usage de l'oxyde de zinc, de la valériane ou des médicaments qui résultent de leur association. Le castoréum, le musc, l'assa fœtida en lavements, le camphre en lotions, seront encore heureusement conseillés. L'éther serait peut-être moins avantageux, en raison de l'excitation générale qu'il produit.

Stupéfiants. — Aux antispasmodiques, on a presque toujours associé les calmants ; Dance s'est bien trouvé de l'emploi de cataplasmes laudanisés sur les membres. L'opium à l'intérieur a paru très-utile chez un malade qui fait le sujet de la deuxième observation de M. Imbert. Les accidents convulsifs ont duré trente-six heures seulement, et ils ont commencé à décliner dès le moment de l'administration du médicament. Il ne paraît pas nécessaire d'en porter très-haut la dose ; deux pilules de 5 centigrammes d'opium, chaque jour, ont suffi dans le cas que nous venons de citer. Nous croyons qu'il serait très-utile, si les accidents persistaient, de donner la belladone à l'intérieur. Qu'on nous permette ici de citer une observation qui, différente par sa nature des spasmes idiopathiques, prouve du moins, dans les affections convulsives qui ne paraissent pas tenir à une lésion profonde des centres nerveux, l'utilité de la belladone : il y a quelques jours encore une jeune femme était couchée à la salle Saint-Anne, de l'hôpital Necker ; elle était depuis plusieurs mois agitée de convulsions effroyables qui occupaient toute la moitié gauche du corps, et se reproduisaient à quelques moments d'intervalle. Il serait impossible de peindre

la violence des paroxysmes et les atroces douleurs qui les accompagnaient. L'intelligence restait intacte. Un grand nombre de moyens thérapeutiques avaient été employés sans succès hors de l'hôpital. M. le
professeur Trousseau la soumit dès son entrée à l'usage de belladone
en pilules , à la dose de 0,05 à 0,15 par jour, et l'amendement qui se
manifesta presque aussitôt fut l'origine d'une . guérison rapide et
complète. Cette remarquable guérison, l'influence de la belladone sur
la chorée, nous porteraient à généraliser, dans les convulsions qui ne
sont pas symptomatiques d'une lésion profonde des centres nerveux,
l'usage de ce médicament.

Le datura stramonium exercerait sans doute une influence analogue. Les extraits de ces médicaments dissous dans l'eau, le baume
tranquille, l'onguent populéum , seraient utiles pour oindre les membres malades si les douleurs devenaient trop vives. Des compresses
imbibées de cyanure de potassium, les autres composés cyaniques, les
préparations d'amandes amères et de laurier-cerise à l'extérieur et à
l'intérieur rempliraient les mêmes indications.

Antiphlogistiques. — La saignée a été employée avec succès, et spécialement lorsqu'il s'agissait de rappeler les menstrues , les lochies,
un écoulement sanguin supprimé, ou de suppléer à son absence. Très-
souvent, même en dehors de ces circonstances, elle a déterminé une
amélioration immédiate. L'observation suivante en est un exemple.

XIIIe OBSERVATION.

Avegneler (Élisabeth), âgée de vingt-cinq ans, journalière, demeurant rue de Berry, 28, est entrée le 12 mars 1845 au n° 11 de la salle
Sainte-Thérèse.

Accouchée depuis dix mois , elle allaite son enfant qui est traité pour
des syphilides. Malade depuis quatre mois , elle vomissait presque
continuellement, ce qui ne l'empêchait pas cependant de vaquer à
tous les soins de son ménage. Il y a quinze jours, à la suite d'une vio-

lente diarrhée , elle fut prise du côté des bras et des jambes des accidents suivants : elle éprouvait dans les muscles , et surtout dans ceux
qui meuvent les doigts , une roideur singulière. Les doigts s'écartaient les uns des autres et se fléchissaient d'une manière modérée
sur la main, sans que la volonté de la malade eût sur cette position
aucune influence. Cette rétraction spasmodique se produisait sans
douleur, elle n'était pas continue , elle durait pendant plusieurs minutes et se répétait après des intervalles qui duraient jusqu'à plusieurs
heures. Après le spasme convulsif, les mains ne conservaient aucune
faiblesse. Une fièvre assez vive , un peu de rougeur de la langue , se
joignaient aux accidents. Une saignée du bras suffit pour les faire
complétement disparaître , et le malade sortit le 7 avril dans un état
parfait de santé.

L'utilité de la saignée est encore manifeste dans plusieurs des observations qui ont été citées précédemment. M. Casimir Broussais ,
M. Vigla, cité par M. Imbert, en ont aussi obtenu de très-bons résultats :
elle nous semble de beaucoup préférable aux sangsues, si ce n'est
chez les jeunes enfants. Si l'affection semblait se fixer vers les enveloppes de la moelle , les sangsues sur la colonne vertébrale, les ventouses sèches et scarifiées, et même des révulsifs plus puissants, de-
vraient être immédiatement employés.

Nous avons déjà parlé de l'action des bains : en général , avons-nous
dit, s'ils sont donnés à une température un peu élevée , ils déterminent des douleurs vives et que les malades ne peuvent supporter. Il
faudra donc chercher pour chaque cas , à quel degré de chaleur ils
peuvent être portés. On devra veiller avec le plus grand soin à ce que les
malades ne soient pas exposés au froid , lorsqu'ils en sortent ; car on
verrait se produire une rechute ou une violente exacerbation. Les
bains très-froids ont paru, dans une observation que nous signalerons plus tard, exercer une influence fâcheuse sur la marche des
accidents : aussi les affusions à une température plus basse que celle
du bain, qui ont été quelquefois employées , nous semblent un moyen
dont il ne faut faire usage qu'avec la plus grande circonspection.

Les bains pourront être simples ou rendus médicamenteux par l'addition d'eau de son ou de gélatine. M. Guersant a conseillé les bains de vapeurs.

Nous avons dit que dans le plus grand nombre d'observations que nous avons recueillies et dans celle que M. Hérard a publiée, et où le sang fut analysé avec soin, l'augmentation de la quantité de fibrine avait été manifeste. Quoique ce fait seul ne suffise pas toujours pour motiver une médication antiphlogistique active, il peut fournir une heureuse indication; si l'état général de la malade le permettait, on pourrait, après une première saignée dont le sang aurait été fortement fibrineux, revenir aux émissions sanguines; mais si l'état de la malade s'y opposait, quoique l'intensité des accidents locaux ou de la réaction générale fût grande, nous préférerions l'altération produite par les mercuriaux. Le calomel par la méthode de Law,

Calomel. 0,05
Sucre en poudre. 2,00

en 24 paquets, 1 paquet toutes les heures, serait utilement donné aux malades.

Cette médication, dont nous avons eu fréquemment l'occasion de constater les heureux effets entre les mains de M. Trousseau, amènerait rapidement une profonde modification des symptômes inflammatoires.

Évacuants. — La médication vomitive peut être employée pour combattre les complications gastro-intestinales, mais elle a de plus été préconisée comme méthode spéciale contre les rétractions spasmodiques. C'est M. Gueneau de Mussy qui, selon MM. Tessier et Imbert, l'a mise le premier en usage. Elle paraît avoir obtenu entre ses mains des succès habituels. La première observation de M. Tessier est un exemple de ce traitement. La maladie fut d'une durée moyenne. Le traitement fut commencé le 9 avril; la guérison était à

— 118 —

peu près complète le 21. Des faits plus nombreux sont nécessaires pour apprécier complétement son utilité.

Emménagogues. — Après la saignée, les sangsues en petit nombre appliquées à la face interne des cuisses, il reste peu de moyens pour rappeler les règles. Nous n'aurions point de confiance aux emménagogues irritants comme la rue, le safran, la teinture d'iode. Les révulsifs locaux, quelques ventouses sèches sur l'hypogastre ou sur la face interne des cuisses, des cataplasmes sinapisés, des pédiluves irritants, les purgatifs résineux qui déterminent une congestion vers le bassin, sont à peu près les seuls véritables emménagogues que l'on puisse employer.

Anthelminthiques. — Lorsque la présence des vers intestinaux complique ou cause la maladie, les médicaments vermifuges deviennent utiles. Les préparations de mousse de Corse, de semen contra, de racine de fougère, les synanthérées vermifuges, le calomel, les purgatifs huileux, s'ajouteront aux autres moyens.

Antipériodiques. — Les préparations de quinquina devaient être considérées théoriquement comme devant exercer sur une affection périodique une action marquée. Les recherches de Casimir Medicus et cette conclusion qu'il avait formulée que le quinquina est le meilleur moyen de guérir presque toutes les affections périodiques, les succès obtenus par Storck et d'autres auteurs dans les affections tétaniques intermittentes, les accès quelquefois régulièrement espacés ou franchement intermittents qui se manifestent dans les rétractions spasmodiques, étaient un puissant encouragement à l'employer. M. Tessier l'a mis en usage dans la forme paralytique et il en a tiré de bons résultats (obs. VII). On a déjà vu (obs. V) un fait bien plus concluant encore en faveur du quinquina. Nous allons en citer un second où son utilité ne fut pas moins évidente.

XIVe OBSERVATION.

Virginie, femme Lépinay, âgée de trente et un ans, couturière, demeurant à Paris, rue des Jardins, 21, est entrée le 14 avril 1846 au n° 4 de la salle Sainte-Thérèse.

Réglée à vingt ans, et toujours convenablement depuis, avec abondance et pendant huit jours. Elle a eu quatre enfants. Les deux premières couches ont été heureuses. Le troisième enfant était mort et n'a pu être extrait que par une opération. La mère s'est d'ailleurs parfaitement rétablie. Pas d'antécédents rhumatismaux.

Accouchée, il y a trois semaines, de son quatrième enfant, elle a commencé immédiatement à l'allaiter. La fièvre de lait ne s'est pas développée et les lochies rouges ont coulé abondamment. Elle s'est bien portée jusqu'au cinquième jour après son accouchement. A cette époque (fin de mars) elle est allée laver à la rivière, et les lochies se sont supprimées. Depuis lors, tantôt elles ont reparu, tantôt elles se sont arrêtées, sans que la malade ait rien fait pour les rappeler. Elle n'a jamais eu de céphalalgie, jamais de douleurs vértébrales.

Elle a été obligée de se coucher en revenant de laver ; elle se sentait brisée de fatigue. Depuis lors, elle n'a jamais pu se lever et se soutenir sur les jambes comme dans l'état de santé. Elle a commencé à éprouver dans les jambes seulement les accidents que nous allons décrire.

L'accès commence par un sentiment de froid accompagné de fourmillements et de picotements marqués dans les pieds d'abord, puis jusque vers la moitié des jambes. Au bout de douze à quinze minutes la sensation de froid est remplacée par de la chaleur, et les fourmillements continuent. Au bout d'une demi-heure se développent des rétractions douloureuses dans les mollets. Elles portent le pied dans une extension forcée que la malade cherche à vaincre en s'appuyant contre le mur. Ces crampes durent un quart d'heure environ et se terminent par un nouveau sentiment de chaleur générale sans sueur marquée. Cette série d'accidents se reproduit cinq ou six fois dans les vingt-quatre heures. Les deux jambes sont toujours prises simultanément. Les intervalles des paroxysmes sont marqués par la continuation de la faiblesse. Jamais la malade n'a eu d'ailleurs, soit pendant les accès, soit pendant les temps de repos, de chaleurs vers la tête, ni de congestions vers un point quelconque du corps.

Elle a remarqué que depuis quelque temps elle était prise tous les jours vers midi d'un frisson qui, au bout d'une demi-heure, était remplacé par un sentiment de chaleur sèche auquel succédait au bout d'une heure une chaleur sudorale qui persistait jusqu'au soir.

La malade, qui a eu une hémoptysie huit jours avant son accouchement, est maintenant affectée d'une bronchite intense. — L'appétit est presque nul. Pas d'accidents du côté du tube digestif.

Au moment de l'entrée de la malade, les lochies se sont rétablies, et les accidents se sont un peu amendés. Elles se suppriment le soir même, et les symptômes reprennent toute leur intensité. Ce rapport entre l'écoulement des lochies et la vivacité des phénomènes spasmodiques s'est toujours montré depuis le commencement de la maladie.

État actuel. — Les spasmes continuent; la fièvre, assez peu intense et même presque nulle, persiste avec le même type. La matité que l'on observe par la percussion du cœur est plus étendue qu'à l'état normal, les battements sont sourds et profonds. Saignée de trois palettes, diète. Le sang de la saignée est riche en globules, le caillot est large, non couenneux, la sérosité peu abondante.

16 avril. Un peu d'amélioration; on fait une nouvelle saignée, le sang est fortement couenneux. (2 potages.)

17 avril. Le mieux se prononce. La fièvre est moindre; au cœur, bruit de souffle léger au premier temps, se prolongeant dans les carotides.

> Extrait alcoolique de quinquina. . . 2 grammes.

18 avril. Toux assez fréquente. Fièvre à peu près nulle; les acci-

dents spasmodiques diminuent en intensité et en fréquence. (On continue le quinquina ; 2 soupes.)

19 avril. Quelques crampes peu intenses pendant la nuit. Pas de fièvre ; le bruit de souffle diminue. (3 soupes ; on continue l'extrait de quinquina.)

20 avril. On oublie de donner à la malade, qui est très-bien, l'extrait de quinquina. Vers le soir, un accès complet reparaît dans la jambe droite (sentiment de froid, crampe avec extension douloureuse, chaleur). Il dure une demi-heure environ. On donne immédiatement après 2 gram. d'extrait.

21 avril. Il ne s'est plus reproduit d'accidents. On interrompt de nouveau l'extrait de quinquina.

Dans la journée, la malade est prise trois fois de fourmillements et de crampes dans les membres inférieurs avec douleurs lancinantes générales. La main droite a été vers midi le siége de fourmillements intenses et d'une roideur telle que, suivant la malade, on aurait plutôt cassé les doigts que de les fléchir. Ces accidents avaient commencé par une sensation de froid. On donne l'extrait alcoolique, et ils disparaissent complétement.

23 avril. La malade a essayé de marcher ; elle n'a pu se soutenir ; elle a été prise trois fois des accidents convulsifs : deux fois dans la jambe gauche, une fois dans la droite. Chaque accès a duré une heure environ. Il s'est manifesté à midi une fièvre assez vive qui a persisté toute la journée. L'état général est assez satisfaisant. Constipation opiniâtre.

Huile de ricin. . . . . . . 15 grammes.

On ne donne pas d'extrait de quinquina. Le purgatif produit cinq garde-robes. Pendant la journée, il se développe une rétraction spasmodique dans le bras gauche et une autre pendant la nuit. L'attaque est marquée par une roideur avec immobilité complète du bras et de la main qui restent étendus sur le lit complétement soustraits à l'influence de la volonté.

16

Le 24 au matin, on prescrit de nouveau l'extrait de quinquina; une seule crampe se produit dans les jambes pendant la nuit. A partir de cette époque et sous l'influence du médicament, que l'on continue, il ne se manifeste aucun nouvel accident.

La malade, qui est revenue à son état normal, sort guérie le 29 avril.

Il est impossible, croyons-nous, de constater d'une manière plus certaine l'action du quinquina que nous ne l'avons fait dans cette observation. A trois reprises différentes, l'interruption du médicament a laissé reparaître les convulsions, qui ont, toutes les fois, cédé à son usage. Nous ne devons pas omettre que deux saignées avaient été faites, et que leur influence s'est exercée sur la suite du traitement. Une condition favorable à l'action des antipériodiques était cet accès régulier quotidien qui établissait l'indication. Ce sera probablement dans des circonstances analogues que cette médication sera utile. Dans d'autres cas, elle ne nous a pas, à beaucoup près, aussi bien réussi. Disons cependant que dans celui qui serait le plus défavorable, la malade ne méritait aucune confiance, et qu'elle pouvait bien nous tromper sur la persistance des accidents, dont personne n'arrivait à constater le retour.

Le galvanisme a paru, dans une observation de M. de Puisaye, publiée par M. Imbert, et dans la deuxième de MM. Tessier et Hermel, exercer momentanément une action marquée sur les rétractions, mais ce moyen n'ayant pas été continué, les accidents reparurent, cédèrent une deuxième fois à l'action de la pile pour reparaître encore, mais avec moins de vivacité, et guérir par l'usage d'un liniment ammoniacal.

A cet énoncé nous ajouterons le sous-carbonate de fer conseillé par M. Guersant; mais nous pensons que ce médicament n'a agi que comme reconstituant, comme modificateur de l'état général, et par son influence sur la guérison de l'anémie et de la chlorose, lorsque ces états morbides avaient agi dans la production des spasmes idiopathiques.

La térébenthine, utile dans les névralgies, et dans la sciatique en particulier, devrait peut-être être essayée lorsque la maladie prendrait quelque développement. Son influence sur le canal intestinal, son action anthelminthique, seraient quelquefois d'un grand secours.

Nous avons indiqué un assez grand nombre de médications comme ayant été employées et comme ayant exercé une salutaire influence dans le traitement des rétractions spasmodiques. Cette polypharmacie ne prouve pas que la thérapeutique de cette affection soit très-avancée ; cependant bien des indications utiles ont été établies, et dans des faits bien observés, la saignée, le quinquina, les calmants, les vomitifs, ont été conseillés avec succès. Il nous manque encore une appréciation exacte des cas où ces différents moyens devront être préférés. On voit déjà d'une manière générale que la forme rhumatismale, une fièvre assez vive, appelleront l'emploi de la saignée ou des antiphlogistiques ; la périodicité ou l'intermittence marquée, celui des préparations de quinquina ; l'aménorrhée, les irrégularités du flux lochial, l'usage des emménagogues. Les autres médications serviront encore à remplir des indications particulières.

On regrettera moins que le traitement ne soit pas déterminé d'une manière absolue, si l'on pense qu'il ne s'agit, en général, que de rendre la maladie moins longue, moins douloureuse, et d'en prévenir les retours, mais que le plus souvent la vie du malade n'est point mise dans la balance.

DE LA NATURE DES SPASMES MUSCULAIRES IDIOPATHIQUES.

Après avoir successivement étudié les rétractions spasmodiques dans leurs symptômes, leur localisation anatomique et leur traitement, il nous semble intéressant de chercher à fixer leur nature. Cette recherche n'avait pas encore été faite ; elle est loin cependant d'être sans utilité. Une infinité d'affections variées se touchent par des points communs sans que l'on s'occupe, en général, de voir leur relation. La nécessité où se trouvent les auteurs qui traitent d'une affection de l'isoler des affections voisines, pour en montrer le caractère propre et la physionomie particulière, enlève à ces maladies, qu'on nous pardonne cette expression, un air de famille qui fournit au médecin d'heureuses inspirations. Cette méthode de description, utile, nécessaire même pour ceux qui commencent l'étude des sciences médicales, devient au contraire désavantageuse pour ceux qui y ont plus profondément pénétré. On s'habitue peu à peu à se faire de chaque forme morbide un type invariable, et, une fois le diagnostic établi au point de vue de la dénomination générale, à tirer d'un arsenal tout prêt des moyens thérapeutiques disposés d'une manière prévue. C'est de cette façon qu'on arrive à des traitements tout faits et que l'indication, si précieuse pour les thérapeutistes anciens, disparaît sous le niveau qui vient passer sur des faits plus ou moins semblables. Si l'expérience de quelques médecins habiles leur permet de ne voir dans la formule qu'une direction générale, à laquelle ils ajoutent ou retranchent quelque chose lorsqu'ils se trouvent au contact des faits, elle peut pour beaucoup d'autres devenir une arme dangereuse, là où la nature spécifique de la maladie ou de la médication ne vient pas leur dicter une conduite arrêtée et certaine.

Nous croyons qu'il est avantageux, après avoir terminé la description isolée d'une forme morbide, d'en montrer avec soin les affinités et de reconstituer, par une sorte de synthèse, le groupe que l'analyse avait divisé. Cette marche est surtout nécessaire lorsqu'il s'agit d'affections jusqu'alors mal limitées, et qui ont laissé une inconnue qu'une seule opinion ne peut complétement dégager. Ce sont donc les affinités des spasmes musculaires que nous allons examiner. Bien que cette étude n'ait pas encore été faite, l'incertitude dans laquelle restaient les observateurs qui nous ont précédé nous y aurait naturellement conduit. Dance, qui savait si bien rattacher à une description générale des symptômes variés, ne négligeait pas non plus ces tendances différentes d'une même maladie. « Nous avons reconnu , disait-il dans l'article que nous avons souvent cité , que la maladie dont nous venons de résumer les phénomènes avait des affinités avec la crampe, certains rhumatismes, le tétanos, les fièvres intermittentes, mais qu'elle ne présentait pas l'ensemble des symptômes propres à ces affections. »

C'est cet aperçu , indiqué par Dance , que nous voulons développer. Nous exposerons successivement les affections qui peuvent avoir, avec les rétractions spasmodiques , une analogie de forme ou de nature pour en établir les relations, et nous chercherons ainsi à éclairer différents points de leur étude. Des questions que nous avons déjà traitées reparaîtront ici de nouveau. Ainsi, examinée déjà au point de vue de la lésion anatomique proprement dite et de la symptomatologie, la localisation organique des spasmes musculaires recevra de leur comparaison avec les affections névralgiques une valeur nouvelle. Puis, c'est le rhumatisme et la fièvre intermittente dont nous exposerons les relations avec les rétractions idiopathiques. Enfin, nous examinerons à quelques égards les spasmes essentiels considérés en eux-mêmes.

L'affection qui se rapproche le plus nettement des contractures essentielles est la névralgie considérée dans quelques-unes de ses variétés. Le tic douloureux de la face est la forme que nous prendrons pour exemple. Elle ne diffère presque des spasmes idiopathiques qu'en ce que, dans les cas les plus habituels, l'élément douleur prédomine et que la rétraction musculaire est reléguée au second rang.

Les causes sont presque identiquement les mêmes dans les deux maladies : ce sont encore l'humidité, une saison froide, l'habitation des régions septentrionales, les modifications dans la menstruation , les émotions morales, la frayeur (1), qui déterminent l'apparition des accès ou en amènent les retours.

Les symptômes nous offrent ces élancements, ces douleurs suivant

____

(1) Bellingeri ; *de Nervis et nevralgia faciei* ; Turin, 1818.

le trajet des nerfs et s'augmentant par le toucher que nous avons signalés. Il s'y joint des troubles dans les organes des sens, le gonflement des parties douloureuses, la rougeur de la peau ou de la conjonctive, le larmoiement que nous avons rencontré dans l'observation VIII, et qui s'accompagnait du tremblement des paupières, si commun dans la névralgie. On se rappelle enfin ces douleurs singulières qui, dans la même observation, frappèrent la langue et s'emparèrent des papilles, où le moindre contact développait un sentiment de cuisson insupportable. Des accidents identiques furent observés par Brewer (1) et par Reil (2) dans les névralgies faciales. Dans le fait que nous rappelons, ils alternaient avec les spasmes, et ils étaient évidemment de même nature. Enfin la marche elle-même de la maladie, tantôt périodique, tantôt rémittente, tantôt plus franchement intermittente, tantôt, et surtout au début, comme Bellingeri l'indique par la névralgie complétement atypique, est un rapport de plus entre les deux affections.

Dans toutes les deux on observe deux éléments bien distincts et jusqu'à un certain point indépendants : les douleurs et la convulsion. L'un de ces deux symptômes peut arriver à un développement que l'autre ne partage pas : à une convulsion assez intense peut se joindre une douleur légère, et à une convulsion légère une douleur intense. Il y a plus : dans la névralgie même les deux phénomènes peuvent s'isoler, et il existe des cas authentiques de convulsion névralgique siégeant du côté de la face opposé à la douleur. Il en est absolument de même pour les spasmes idiopathiques. Nous avons vu dans plusieurs faits, et dans l'observation II en particulier, la douleur se montrer isolément. Il peut en être de même de la contracture. M. le docteur Gillette nous a signalé un fait observé chez un jeune garçon, et dans lequel ce dernier symptôme avait seul caractérisé la maladie.

---

(1) Brewer, *Biblioth. germ.*, t. 5, p. 55.
(2) Reil, *Memorabil. clinic.*

Malgré tous ces points de contact nous ne voulons pas assimiler complétement les deux maladies. Quoique le tic douloureux puisse, surtout lorsqu'il reconnaît la chlorose pour point de départ, se transporter facilement d'une branche nerveuse à une autre et même à d'autres parties du corps, il est, en général, moins mobile que la rétraction douloureuse. Enfin, par une raison qu'il est impossible d'apprécier, la névralgie tend à envahir plutôt les organes de la sensibilité que ceux du mouvement. Mais cette comparaison a du moins établi, qu'à bien peu de chose près, les deux affections étaient les mêmes, et surtout que la direction des symptômes indiquait un siége commun. Or, personne ne nie que celui du tic douloureux ne soit sur les cordons nerveux de la face, et s'il s'est élevé des discussions, elles n'ont porté que sur ce point : de savoir si tel ou tel filet était plus spécialement lésé. Est-ce un nerf de sentiment, on voit naître la douleur. Est-ce un nerf de mouvement, la contracture se produit. Il en est de même absolument pour les spasmes idiopathiques.

Si nous avons pris pour texte de cette démonstration la névralgie faciale, c'est qu'elle s'accompagne plus fréquemment que toute autre de phénomènes convulsifs ; mais celles des autres parties du corps nous auraient fourni des arguments. La névralgie sciatique, pour prendre l'une des plus communes, détermine à la fois des douleurs et des désordres musculaires ; plus spécialement douloureuse lorsqu'elle est intense et que la moindre pression l'exaspère cruellement, elle détermine cependant, ainsi que Cotugno (1) l'avait bien indiqué, une altération de la sensibilité cutanée : « Accedens etiam semipara-« lysis offensorum nervorum documentum dat insigne. » M. Valleix l'a vue s'accompagner d'une paralysie presque complète. A son état aigu, et plus souvent à l'état chronique, elle se complique de spasmes et de contracture. « His autem in accessibus tanta partis affectæ fit

____

(1) Dom. Cotugno, *de Ischiade nervosa commentarius.* — Sandifort, *Thesaurus Dissert.*, t. 2, p. 409, 410.

« convulsio ut sæpe crampi sensu vexentur ægroti, lectum fugiant
« cujus noceat calor » (1). Pendant le paroxysme, dit Ollivier (d'An-
gers), le membre est affecté de crampes ou de tremblements. Plusieurs
auteurs ont signalé les contractures chroniques qui persistent après la
guérison de la névralgie, ou qui accompagnent son passage à l'état
chronique.

On comprend très-bien d'ailleurs cette communauté d'affections
frappant les nerfs moteurs et sensitifs. Déjà Van Swieten (2) en avait
bien saisi la liaison lorsqu'il disait : « Nervi sentientes et motorii, in
« truncis majoribus nervorum collecti hærent, adeoque, si circa insi-
« gnes ramos nervosos aut ganglia dolor ingens et diuturnus fuerit,
« metus est ne causa dolorem excitans agat et in nervos motoriosadeo
« vicinos nervis sentientibus. »

Dans les névralgies, enfin, les lésions sont tout à fait analogues à celles que nous avons signalées. Sans parler de l'infiltration des
tuniques indiquée par Cotugno, et qui pouvait être attribuée à un
anasarque, on trouve dans son observation avec autopsie que le nerf
sciatique était *solito coloratior*. Siebold a trouvé le nerf intercostal
rougeâtre et ramolli ; Cirillo a constaté un épaississement, un endurcissement du nerf facial ; M. Van de Keeze (3), qui soutient d'ailleurs
l'opinion que les névralgies ne consistent que dans l'inflammation du
névrilème, a observé sur le nerf fémoro-poplité une injection vascu-
laire par plaques très-prononcée, sur d'autres cordons nerveux, tous
les caractères de l'inflammation ; et, lorsque la maladie était arrivée à
l'état chronique, un endurcissement évident ou des productions
pseudomembraneuses. M. Martinet a constaté la rougeur des nerfs,
l'injection de leur névrilème. On a voulu, sans aucune espèce de raison

---

(1) Cotugno, loc. cit.

(2) Gerard Van Swieten, *Comment. in Boerhaave,* t. 3, p. 364 ; Lugduni Bata-
vorum Verbeck, 1753.

(3) Van de Keeze, *Journal univ. des sciences médicales,* t. 25, p. 64.

fondée dans la plupart des cas , rapprocher les faits de ce genre de la névrite; on ne peut nier qu'ils n'aient avec la névralgie les plus grands rapports. M. Martinet avoue lui-même que ces *inflammations nerveuses* sont périodiques à l'état chronique . et l'on ne peut s'appuyer , pour les placer dans la catégorie des névrites , de ce qu'elles sont plus ou moins continues dans le principe , puisque ce caractère , comme l'avait vu Bellingeri , est habituel au commencement des névralgies.

Il nous reste , pour terminer ce parallèle , à répondre d'avance à une objection. Les jeunes filles dysménorrhéiques , les nouvelles accouchées , dira-t-on , sont fréquemment atteintes de névralgies; mais cette affection est assez rare chez les jeunes enfants, que frappent cependant les rétractions. D'abord, nous n'avons pas assimilé complétement ces deux formes morbides , et de plus les affections du système nerveux sont fréquentes dans le jeune âge. Enfin certaines maladies pourraient très-bien appartenir à des états particuliers des nerfs ; sans parler du torticolis musculaire , du strabisme, nous signalerons les recherches faites pour établir la nature de la coqueluche et l'inflammation des nerfs pneumogastriques constatée dans les observations de MM. Breschet , Hermann-Kilian , J. Frank, Albers de Bonn. Ces recherches , fondées sur les opinions indentiques de Rosenstein, de Schœffer, d'Hufeland , de Lœbenstein , et fortement appuyées par le fait signalé par M. Gendrin d'un abcès siégeant dans la région parotidienne , et qui s'accompagnait de toux de coqueluche , tendent à établir au moins la possibilité d'affections phlegmasiques ou névralgiques des cordons nerveux chez les jeunes sujets. Rien ne nous empêche donc d'admettre chez eux la localisation dans le névrilème des nerfs des spasmes idiopathiques.

La seconde affection que nous voulons examiner comparativement avec ces derniers est le rhumatisme. Le rhumatisme ne s'éloigne pas à certains égards de la névralgie, et souvent lorsqu'il porte sur les filets nerveux il ne peut en être distingué que par son origine et par les antécédents du malade. Boerhaave et son commentateur Van Swie-

teu avaient bien reconnu cette analogie en considérant l'*ischias ner-*
vosa comme une affection rhumatismale. « Nervi ischiadici demonstrant
« ingentes molestias a rheumatismo in his locis expectandas esse. » Pour
les spasmes indiopathiques il en sera de même ; on a vu déjà combien
il y avait d'affinités entre eux et le rhumatisme, nous chercherons à
les mettre encore plus en évidence.

De quelque manière que l'on envisage le rhumatisme, et nous ne
voulons pas entrer ici dans les discussions soulevées par des médcc-
cins également recommandables, il ne peut être considéré comme
une affection toujours semblable à elle-même. Que ce soit par métastase, que ce soit de prime abord qu'il prenne une forme différente
de celle qu'il affecte dans les faits les plus habituels, il est certain qu'il
peut frapper presque tous les organes de l'économie. Le tissu fibreux
est surtout soumis à ses attaques, et tous les organes qu'il constitue
en totalité ou en partie en sont spécialement affectés. Nous ne pouvons nous empêcher de considérer comme rhumatismales, quelles
que soient les formes qu'elles prennent, ces affections qui se transfor-
ment et se suppléent en prenant parfois un caractère rhumatismal
décidé. Nous sommes en cela d'accord avec Stoll, Van Swieten, Storck,
et une infinité d'autres auteurs.

M. le professeur Bouillaud, dans son *Traité du rhumatisme,* sans
s'appesantir sur le rhumatisme des nerfs, indique nettement que pour
lui cette affection explique bien des phénomènes méconnus : « Le
rhumatisme des nerfs, doués de fonctions si diverses, dit-il, est une
forme rhumatismale dont l'étude a été trop négligée jusqu'ici. Elle
est réellement la clef d'une foule de phénomènes et d'accidents qui
avaient singulièrement embarrassé les auteurs. » Pour nous, cette opinion se trouve réalisée dans l'affection que nous décrivons, et nous
pensons que c'est dans la plupart des cas, sinon dans tous, à une forme
particulière de névralgie ou, si on le préfère, de névrite rhumatismale qu'il faut l'attribuer. Essayons d'établir les rapports qui nous
portent à cette opinion.

Les causes sont de tout point les mêmes pour les deux affections.

La saison froide et humide, l'habitation d'un logement malsain, l'impression du froid sur le corps en sueur, ont été trop évidemment la cause habituelle des accidents pour que nous voulions revenir sur une démonstration que nous avons faite. Or, le froid est admis par tous les pathologistes ou comme la cause unique ou comme la cause principale du rhumatisme. « Aer humidus, nebulosus et frigidus, » dit Storck, « hos morbos plerumque produxit » (1). Stoll, Sydenham, sont aussi explicites sur ce point sur lequel M. Bouillaud insiste spécialement. Mais, si le froid, comme cause déterminante, agit avec une grande puissance, il est des influences, soit de prédisposition, soit de causalité directe, qu'on ne peut nier : c'est ainsi que les menstrues, les lochies supprimées, et même, suivant Stahl, l'omission d'évacuations sanguines, de saignées habituelles, « evacuationum sanguinis consue- « tarum neglectus » (2), ont paru concourir fréquemment à l'apparition des accidents rhumatismaux. La suppression d'une épistaxis (Desault), d'une hémoptysie ou d'hémorrhoïdes périodiques (Stahl, Hoffmann, Desault) ont pu la déterminer. On voit déjà qu'elle relation ces causes secondaires établissent entre le rhumatisme et les spasmes qui se developpent fréquemment aussi sous leur influence.

Nous avons dit que les nouvelles accouchées sont fréquemment affectées de rhumatisme, et, comme le fait remarquer M. Villeneuve (3), il y a lieu de penser que diverses maladies qui se montrent après l'accouchement ou à la suite du sevrage ne sont que des affections rhumatismales. D'un autre côté, ces états physiologiques constituent une condition favorable au développement des rétractions spasmodiques.

Les symptômes nous offriront des rapports non moins évidents. Comme le rhumatisme, les spasmes musculaires sont périodiques et

---

(1) Storck, *Annus medicus* 2 ; Vindobonæ Trattner, 1769.

(2) Stahl, *Theoria medica*, p. 33-37.

(3) Villeneuve, *Diction. des sciences méd.*, art. RHUMATISME.

réparaissent à des distances variées en laissant entre leurs accès des intervalles de santé parfaite. Comme lui, ils sont mobiles dans le même accès, et, quoique donnant naissance à de vives douleurs et semblant, au premier abord (pleurodynie, rhumatisme préabdominal, Chomel), constituer une inflammation profonde ou une grave désorganisation, ils peuvent complétement disparaître du point qu'ils occupaient pour se transporter vers une autre région du corps. Des faits de ce genre en assez grand nombre sont rapportés par M. le professeur Chomel (1) pour le rhumatisme.

Un fait plus important peut-être, quelle que soit l'opinion que l'on défende sur la valeur de la coïncidence dans le rhumatisme, c'est la combinaison des rétractions spasmodiques avec les affections rhumatismales. On ne peut se dissimuler qu'un certain nombre d'affections qui viennent compliquer le rhumatisme ne soient de même nature que lui ; pour nous, nous croyons à l'existence d'une phlébite, d'une névrite, d'une pleurésie rhumatismales, soit qu'elles se développent seules, soit qu'elles apparaissent après la disparition d'un rhumatisme aigu, soit qu'elles suivent leurs phases en même temps qu'il parcourt les siennes. La coïncidence nous semble ici un caractère de consanguinité entre ces différentes affections : aussi attachons-nous une grande importance à une observation rapportée par M. le professeur Bouillaud, dans son *Traité des maladies du cœur*, et qui établit le développement simultané des spasmes musculaires et d'une péricardite chez un rhumatisant (2). Déjà MM. Tessier et Hermel avaient considéré cette observation comme appartenant aux rétractions spasmodiques.

Un jeune homme de seize ans avait été exposé aux causes qui produisent le plus habituellement le rhumatisme (habitation d'un lieu

---

(1) *Leçons de clinique médicale*, recueillies par M. Réquin, t. 2, passim.

(2) Bouillaud *Maladies du cœur*, 2e édit. ; t. 1, p. 364 et suiv.

humide et froid). Il fut pris, pendant le mois de février, d'accidents convulsifs précédés de sensation d'engourdissement dans les mains et d'accès violents de suffocation séparés par des intervalles de santé parfaite. Deux saignées, cinquante sangsues, un purgatif, quelques médicaments stupéfiants et antispasmodiques, un bain avec affusion, furent avantageusement employés pour modifier les accidents actuels, mais ne prévinrent pas le retour des accès. Tantôt bornés aux membres supérieurs, tantôt occupant presque tous les muscles du corps et ceux de la mâchoire en particulier, ces accès s'accompagnaient de violentes douleurs qui déterminaient des plaintes très-vives et cessaient tout à coup sans laisser de traces. Une nouvelle saignée, des sangsues, des ventouses sur le rachis, avaient influé profondément sur les retours et la gravité des paroxysmes, lorsque, par une erreur des gens de service, le malade fut plongé le 5 mars dans un bain complétement froid où il fut tenu pendant trois quarts d'heure, tourmenté par le retour des accidents convulsifs. A partir de ce moment, tous les accidents augmentèrent, et le lendemain le malade mourut. L'autopsie démontra l'existence d'une péricardite purulente, de l'injection des centres nerveux et de leurs membranes, une notable augmentation dans la quantité du liquide rachidien, une injection très-marquée des cordons de la queue de cheval, une injection des deux faces et surtout de la face antérieure de la moelle, un peu d'induration, un ramollissement circonscrit. On n'examina pas les nerfs des membres.

Nous voyons dans ce fait intéressant, non pas une observation de spasmes musculaires simples, mais un état rhumatismal général, dans lequel la péricardite a joué le premier rôle. Pour nous, les accidents nerveux signalés ont trouvé leur origine dans une affection rhumatismale des nerfs, et nous n'en voulons pour preuves que les rémissions complètes, la mobilité des symptômes et l'état des cordons terminaux de la moelle. Sans doute, plus tard, les membranes de la moelle et la moelle elle-même ont été frappées, et nous avons parlé de la nature de cette transmission dans une autre partie de ce travail; mais ces nouveaux accidents ne datent que de la rechute qui eut lieu le 5 mars. Ce qui le prouve, c'est qu'aucun symptôme de paralysie n'avait été noté avant cette époque, et si le ramollissement de la moelle s'accompagne parfois d'accidents convulsifs, ils sont toujours joints à des paralysies plus ou moins étendues. Le seul symptôme de ce genre qui ait marqué l'observation que nous venons d'analyser est l'impossibilité de la miction, qui ne s'est présentée que dans les vingt-quatre dernières heures de la vie.

A ce fait de coïncidence rhumatismale, nous en ajouterons deux autres dont l'un constate des antécédents rhumatismaux, et dont l'autre établit leur persistance pendant la durée des accidents spasmodiques. Le malade qui fait le sujet de la quatrième observation de M. Imbert était affecté de rhumatisme héréditaire, et on a pu lire (obs. IX) l'histoire d'un homme anciennement rhumatisant, et chez lequel des gonflements et des épanchements articulaires se développèrent pendant la durée des accidents spasmodiques.

Storck, que nous avons plusieurs fois cité, donne une observation fort intéressante du transport de l'affection rhumatismale qui détermina des accidents peut-être analogues aux spasmes idiopathiques : « Vidi materiam arthriticam quæ articulos manuum et pedum occu- « pavit, per universum corpus fuisse dispersam et summos excitasse « dolores atque universalem induxisse rigorem et tetanum.

« Sola maxilla inferior, quod mirum est, mansit libera... »

On donna des sudorifiques, et les accidents cédèrent au bout de deux heures, puis il se reproduisit des phénomènes de suffocation.

Des sinapismes rappelèrent de vives douleurs aux poignets et aux genoux, les symptômes thoraciques diminuèrent. Les aines, puis les testicules devinrent ensuite le siége d'affreuses souffrances, les cuisses se fléchirent sur le ventre, et le malade, froid et sans pouls, parut près de la mort. Après sept minutes, le pouls et la chaleur revinrent, et le sommeil avec eux. Une sueur abondante fut la cause de ces accidents.

Nous citerons ici encore une observation qui s'éloigne de notre sujet en ce qu'elle n'a pas présenté de contractures notables, quoique le caractère des douleurs, la forme des paroxysmes viennent donner une confirmation nouvelle à ce que nous avons dit à propos de la névralgie. La maladie est restée presque complétement bornée aux nerfs de sentiment. Ce fait, très-curieux, est consigné dans le remarquable travail de M. Valleix sur les névralgies (1). Il s'agit d'un homme de vingt-neuf ans, habitant un lieu humide et froid, qui fut pris le 3 février, après avoir été soumis à un courant d'air, d'une douleur siégeant à la partie postérieure de la cuisse avec tendance du membre à se porter dans la flexion. Cette douleur consistait en picotements, en élancements qui parcouraient surtout la portion crurale du nerf sciatique. Les accès duraient une heure environ, puis disparaissaient quelques heures pour revenir ensuite. Le nerf sciatique gauche présentait les mêmes phénomènes à un moindre degré.

Le 8 février, un léger gonflement occupait l'une des articulations du pouce; il fut l'origine d'un rhumatisme articulaire aigu qui occupa le poignet, le coude et l'épaule droite, et les articulations occipito-vertébrales.

Deux saignées, des cataplasmes, des bains, la térébenthine à l'intérieur et à l'extérieur avant l'apparition du rhumatisme, puis après sa guérison un vésicatoire volant sur le trajet du nerf sciatique, suffirent pour conjurer tous les accidents.

Cette observation, que M. Valleix trouve à juste titre remarquable, nous semble démontrer nettement les rapports qui unissent le rhumatisme à une affection que nous avons démontrée fort analogue aux spasmes idiopathiques.

Un dernier caractère qui rapproche ces derniers du rhumatisme, c'est l'état du sang dans les deux affections. Nous avons dit que dans

---

(1) Valleix, *Traité des névralgies*, p. 585 et suiv.; Baillière, 1841.

presque toutes nos observations de sang fut fortement chargé de fibrine.

Nous croyons avoir suffisamment établi que le rhumatisme, les spasmes musculaires, la névralgie, étaient des maladies voisines par leur siége, leurs causes, leur marche, leurs symptômes ; il nous reste à signaler les caractères qui les unissent aux maladies périodiques et intermittentes. Il semble, au premier abord, que ce rapprochement soit plus difficile à établir. Les affections rhumatismales ne paraissent pas, en effet, avoir avec les fièvres intermittentes des relations bien habituelles. Les rhumatismes sont éminemment périodiques, mais ils n'affectent pas, en général, la forme d'accès réguliers. Cependant, si l'on examine cette question avec plus de soin, on remarque que lorsqu'ils se fixent sur les nerfs, ils prennent assez souvent cette dernière forme. Ainsi, dans l'observation de M. Valleix, les accès de douleurs névralgiques, dont l'origine était si évidemment rhumatismale, revenaient séparés par des intervalles fixes. La névralgie due à la même cause peut affecter un type bien plus franchement intermittent encore; mais le rhumatisme lui-même peut le présenter. C'est souvent dans les épidémies que se rencontrent ces faits hybrides qui établissent le passage de l'une à l'autre de deux maladies. Storck (1) a laissé une observation de ce genre.

Un malade était affecté de douleurs rhumatismales violentes. Le quatrième jour, les douleurs prirent le caractère intermittent, et l'accès se manifesta chaque jour vers midi. Le quinquina à haute dose supprima d'abord les accès fébriles, puis les douleurs elles-mêmes.

Mais, comme nous l'avons dit, c'est la névralgie qui montre nettement la consanguinité du rhumatisme et de la fièvre intermittente. La fièvre intermittente larvée, la névralgie rhumatismale, le rhumatisme intermittent, établissent une chaîne non interrompue de liaisons

---

(1) *Annus medicus* 2, p. 129, FEBRIS ARTHRITICA ET RHEUMATICA.

pathologiques qui font de ces trois formes morbides le rhumatisme,
la névralgie, la fièvre intermittente, trois ordres d'affections qui, bien
que parfaitement distinctes, se touchent par leurs causes, leurs symptômes ou leur traitement.

Nous ne faisons ces remarques que pour montrer qu'il n'y a rien
que de très-simple à ce qu'une maladie présente, soit d'une manière
constante, soit par différentes formes, une liaison intime avec les trois
états pathologiques que nous venons de rapprocher, et participe à la
fois de leur nature ; car les relations de la fièvre intermittente avec
les spasmes idiopathiques n'ont pas besoin d'être démontrées par tant
de preuves. L'évidence n'étant pas aussi grande pour le rhumatisme,
nous sommes forcé d'insister.

Dans les causes des deux affections, nous trouvons cependant des
points communs. Nous citerons à ce sujet les recherches de M. Edwards (1) sur l'action du froid comme cause de la fièvre intermittente;
l'expérience tentée par M. Brachet, qui dut peut-être à cette seule
influence la fièvre d'accès légère dont il fut atteint. M. Lavielle a
attribué à l'action du froid humide les fièvres intermittentes d'Al-
gérie.

Ce qui est plus concluant, c'est qu'on a vu la fièvre intermittence
et le rhumatisme se suppléer, se remplacer chez le même individu.
M. Pajot-Laforêt (2) a signalé une observation de rhumatisme suivi de
fièvre quotidienne. Cette fièvre disparut pour laisser reparaître le
rhumatisme. M. Rouget a fait connaître en 1817 à la Société de la
Faculté de médecine de Paris l'observation d'un homme affecté d'un
lumbago qui alternait depuis deux ans avec des fièvres intermittentes.
Stoll, Torti, Sydenham, Grimaud, ont observé à la suite des fièvres
automnales des douleurs de rhumatisme qu'ils attribuent à l'emploi

(1) Edwards, *De l'Influence des agents physiques sur la vie.*
(2) Pajot-Laforêt, *Journal de médecine pratique ;* 1811.

18

prématuré du quinquina. Baillou et James indiquent des faits analogues ; Fréd. Hoffmann généralise cette opinion , et regarde cette transformation comme habituelle. Bosquillon nomme *rhumatisme fébrile* celui qui est sous la dépendance d'une fièvre intermittente , et Sauvages décrit la pleurodynie fébrile *pleurodyne febricosa*. Citons encore Tourtelle , Syme , qui attribuent le rhumatisme musculaire à la suppression de fièvres de différents types.

Enfin , comme argument d'une bien moins grande valeur , notons l'influence thérapeutique commune, exercée par le même médicament sur les deux maladies. Le rhumatisme a été , on ne peut le nier, heureusement combattu par le quinquina, qui agit comme spécifique dans la fièvre intermittente.

Nous concluons de tout cet examen , qu'il existe entre le rhumatisme et la fièvre intermittente des relations analogues à celles qui les unissent à la névralgie. Nous avons en même temps établi le triple rapport qui unit à ces trois affections le spasme musculaire idiopathique. Comment comprenons-nous ce rapport ? Ces trois états morbides ne sont pas absolument semblables ; ils s'éloignent complètement l'un de l'autre par certaines de leurs expressions symptomatiques, pour se rapprocher sur d'autres points , et arriver à des caractères communs, à des manifestations semblables. Nous croyons indiquer clairement l'opinion que nous nous sommes faite de la nature des rétractions spasmodiques, en disant, qu'on nous pardonne cette expression aventureuse , qu'elles sont placées à leur point d'intersection et de contact. Par leur siége , que nous croyons avoir déterminé , et par plusieurs autres caractères , elles touchent aux névralgies ; par leurs causes , leurs coïncidences, leurs métastases , leur mobilité , leurs transformations, au rhumatisme ; par leur périodicité, leur type, certaines altérations organiques qu'elles font naître (obs. VII, hypertrophie de la rate), et peut-être leur traitement, aux affections intermittentes.

Mais dans la nature des rétractions spasmodiques, il entre un autre élément. Les modifications de l'économie, dont nous venons de parler, paraissent établir la prédisposition des organes à produire les symptômes qui les caractérisent. Mais il nous a semblé souvent qu'une autre condition était nécessaire pour que cette prédisposition leur donnât naissance. Nous avons insisté déjà sur ce fait, que chez nos malades, la constriction d'un bande déterminait dans la partie du membre située au-dessous de la ligature des phénomènes de contracture. Dans le désir d'expliquer ce phénomène, nous nous sommes demandé si le lien ainsi placé agissait directement sur les nerfs malades, ou s'il mettait en jeu leur état pathologique par une autre influence, et, par exemple, en produisant une congestion locale. Nous étions amené à cette dernière opinion par cette remarque que, chez les individus affectés de rétractions spasmodiques, il se produisait vers différentes parties du corps des congestions erratiques, mobiles, et persistant pendant un temps plus ou moins long. Ces congestions, qui se faisaient vers les yeux, vers la face, vers les oreilles, et dont plusieurs de nos observations offrent des exemples très-frappants, acquirent un assez grand développement dans l'observation suivante :

XVe OBSERVATION.

Ouvrard (Annette), âgée de vingt-trois ans, femme de ménage, demeurant rue Fontaine-Molière, n° 42, est entrée, le 6 avril 1846, au n° 3 de la salle Sainte-Julie.

Habituellement bien portante, d'une constitution lymphatico-nerveuse, elle est généralement bien réglée ; jamais elle n'a eu d'affections rhumatismales, d'hémorrhoïdes, ni d'accidents nerveux. Elle a eu, il y a deux ans, un premier enfant qu'elle n'a pas nourri.

Elle est accouchée pour la deuxième fois, il y a neuf mois ; ses couches ont été heureuses ; la fièvre de lait s'est normalement développée ; les lochies rouges ont coulé pendant cinq jours, un écoulement blanc a persisté jusqu'à présent. Elle a allaité son enfant ; la sécrétion laiteuse s'est faite convenablement. Moins d'un mois après ses couches, elle a vu reparaître ses règles, qui depuis ont coulé tous les mois avec plus d'abondance que d'ordinaire. Elles ont reparu à leur époque le 3 avril, mais avec moins d'abondance.

La malade n'a pas remarqué qu'elle ait subi un refroidissement notable. Toutefois elle suait beaucoup la nuit, et souvent elle se relevait dans cet état pour prendre son enfant dans son berceau.

C'est au commencement de février que se sont développés les accidents dont elle se plaint maintenant. A cette époque, elle s'aperçut d'une modification dans la sensibilité de la peau aux membres supérieurs. Lorsqu'elle touchait ou lorsqu'elle saisissait un objet, elle en percevait la sensation, mais cette sensation était obtuse et le corps saisi lui semblait plus volumineux qu'il ne l'était réellement. En même temps, elle ressentait, tantôt dans tous les membres à la fois, tantôt, et le plus souvent, dans les membres supérieurs ou inférieurs isolément, ou même dans un seul membre, des fourmillements qui duraient seulement quelques minutes. Pendant les huit premiers jours, les pieds seuls furent pris, tantôt ensemble, tantôt alternativement; puis les mains le furent à leur tour. Ces fourmillements ne s'élevaient pas au-dessus des chevilles ni des poignets. D'abord peu marqués, ils acquéraient rapidement plus d'intensité et précédaient des crampes douloureuses dont la durée, quelquefois très-courte, était habituellement de cinq minutes au plus, et qui cédaient à l'application de corps froids, à des frictions faites avec la main, ou aux efforts de la malade pour se roidir et vaincre le spasme. Souvent elle se levait, et dès que les pieds nus touchaient le carreau froid, la crampe disparaissait. Il est à remarquer que ces accidents survenaient le plus fréquemment lorsqu'elle était couchée, moins fréquemment lorsqu'elle était debout que lorsqu'elle était assise, et jamais quand elle marchait. Jamais ils n'ont affecté la forme hémiplégique. Pendant leur durée, le pied s'étendait fortement sur la jambe, les orteils s'écartaient, la jambe s'étendait sur la cuisse, et les articulations ne pouvaient être fléchies. Aux mains, un ou plusieurs doigts indistinctement ou tous les doigts réunis se fléchissaient plus ou moins également ment vers la région palmaire, qui souvent se creusait par le rapprochement de ses bords ; le pouce, porté dans une adduction forcée, se plaçait sous les autres doigts. La flexion pouvait être exagérée, mais l'extension était impossible.

La face était également prise, des fourmillements s'y développaient, mais jamais l'anesthésie, jamais la paralysie ni la contracture musculaire n'y apparurent; seulement, la vue, habituellement plus faible depuis que les accidents occupaient les membres, s'abolissait presque complétement par intervalles. Ce dernier phénomène se développait seulement après que la rétraction spasmodique avait cessé; il ne s'accompagnait ni de picotements, ni d'agitation convulsive, ni de roideur des paupières, ni de difficulté dans les mouvements de l'œil; l'accès durait quelques minutes.

Du côté de la poitrine, la malade éprouvait tout à coup une anxiété avec sentiment d'oppression, difficulté de respirer profondément, faiblesse de la voix. L'accès durait quelques instants seulement. Jamais il n'y eut de troubles de l'ouïe, de trismus, ni d'accidents du côté de la langue.

Dans l'intervalle des paroxysmes, qui revenaient sans régularité, l'anesthésie incomplète persistait, et il s'y joignait une faiblesse musculaire assez grande pour que la malade craignît souvent, sous l'influence de cette double cause d'incertitude et de faiblesse des mouvements, de laisser tomber son enfant. D'ailleurs il n'y a jamais eu ni douleurs de tête, ni aucun accident de la colonne vertébrale. Aucun traitement n'a été fait. Les accidents n'ont pas varié.

Dès son entrée à l'hôpital, M. Trousseau fait pratiquer une saignée. Lorsque la bande est appliquée et comprime le bras, dès que les veines commmencent à se gonfler, une rétraction spasmodique douloureuse se développe. A la suite d'un léger tremblement, le pouce se porte vers la paume de la main, les doigts se fléchissent, et la main se ferme. La malade accuse de vives douleurs. La ligature est enlevée, et le spasme cesse; elle est réappliquée, et le spasme reparaît. Il est assez difficile d'obtenir une quantité suffisante de sang. On est obligé de détendre et d'agiter les doigts de la malade, qui n'éprouve pas pour cela de plus vives douleurs. Au bout de quelques instants d'écoulement du sang, la contracture cesse, et le malade peut rouler la bande entre ses doigts.

Lorsque la saignée est faite au bras droit, j'applique la ligature sur le bras gauche, et je place ma main dans celle de la malade, pour mieux observer les phases de la contracture, si elle se produit. La malade accuse un sentiment de picotement, et annonce le développement du spasme. Je sens, en effet, ses doigts devenir moins souples; puis ils se rapprochent insensiblement, et ma main se trouve assez fortement serrée d'une manière continue, sans secousses ni frémissements fibrillaires. La malade accuse alors une sensation cruelle de brûlure; sa figure exprime la douleur, ses yeux se mouillent de larmes. Je m'empresse de desserrer la bande; ma main cesse presque aussitôt d'être étreinte, et les doigts convulsés reprennent leur souplesse.

Le sang de la saignée présente un caillot épais, bien rouge; il y a peu de sérosité.

Dans la journée, les crampes sont moins nombreuses et moins fortes, la vue est plus nette, l'appétit plus vif.

8 avril. Moins de crampes encore: l'état de la malade est plus satisfaisant. On fait une nouvelle saignée; le sang présente le même aspect. Pendant la saignée, le spasme reparaît, mais moins fort que la veille.

9 avril. Les spasmes ont complétement disparu; les membres inférieurs sont bien plus forts, et la marche plus facile; la vue est nette. Une ligature appliquée sur le bras fait encore reparaître la rétraction, mais elle est extrêmement peu prononcée.

10 avril. Aucun accident spasmodique depuis hier; la ligature ne les produit plus.

11 avril. La malade sort complétement guérie, par deux saignées, d'une affection qui la tourmentait depuis plus de deux mois.

Il est difficile de trouver quelque chose de plus concluant en faveur de l'opinion que nous avons émise. Résumons les signes qui concourent à démontrer les influences congestives dans le développement des spasmes. Les accidents se produisent par un sentiment de chaleur et d'engourdissement. Le froid, appliqué immédiatement, les conjure ; les mouvements, qui rétablissent l'activité de la circulation, les empêchent. Ils se portent, comme la rougeur passagère dont ils ont la mobilité, vers la face, et spécialement vers les joues ; puis ils frappent les poumons comme les congestions goutteuses et albuminuriques, et empêchent ou gênent la respiration. Une ligature produit, par la congestion qu'elle détermine, la rétraction d'un membre, et ce qui le prouve, c'est que si l'on détruit la congestion sans enlever la ligature, en laissant couler le sang, dès que l'équilibre est rétabli, la contracture cesse. Ce résultat n'est pas dû évidemment au désemplissement du système circulatoire général et à son action sur le système nerveux, car la ligature, portée sur le membre du côté opposé, y ramène le spasme. Enfin dans ce fait, où la maladie était ancienne et dominait l'organisme, on constate l'existence d'un état morbide continu, exagéré de temps en temps par une cause mobile et intermittente dans son action. Au milieu de plusieurs autres exemples, qui viennent donner une sanction nouvelle à ces réflexions, nous citerons l'observation XVIII, où les congestions locales passagères furent très-manifestes.

Ces hypérémies partielles, si bien étudiées par l'école de Stahl, avaient été rangées, dans la classe des spasmes, en vue des causes attribuées à leur production. Qu'il existe ou non un spasme circulatoire, nous ne pouvons nous empêcher d'admirer avec quelle intelligence médicale, appuyés sur la seule puissance d'une observation éclairée, les médecins de cette époque avaient saisi la relation de certaines maladies. Ce qu'il y a de certain, c'est que les phénomènes que nous avons observés et décrits ne se trouvent nulle part pressentis et expliqués aussi bien que par les théories stahliennes.

A ces congestions spasmodiques, nous rapporterons quelques phénomènes qui peuvent, au premier abord, sembler en désaccord avec des opinions que nous avons émises ; ce sont la céphalalgie, les vertiges, les éblouissements, que nous avons notés chez quelques malades. Ces accidents sont loin d'être constants, et cela seul empêcherait qu'ils fussent attribués à un état du cerveau, dont l'existence nécessaire influerait sur la production des spasmes. Mais dans les cas, assez rares, où ils se rencontrent, ils s'expliquent très-bien par un raptus sanguin spasmodique tout à fait identique à ceux qui se font vers les yeux, vers la face, et, en général, vers toutes les parties du corps.

Pour retracer en quelques mots cette discussion, nous donnerons de la nature du spasme idiopathique la définition suivante :

Le spasme idiopathique est dû à l'action commune de deux éléments ; un état particulier et continu des nerfs périphériques, qui peut être assez développé pour produire des manifestations constantes, et une disposition congestive erratique, qui détermine, dans les points où elle agit, des manifestations symptomatiques nouvelles ou une exagération de celles qui existaient précédemment. La notion de ces deux éléments de la production des spasmes idiopathiques nous permet d'expliquer les deux états du sang qui ont été observés. Tantôt il est fortement chargé de fibrine, et c'est ce que nous avons presque constamment rencontré : tantôt il est remarquable par la richesse du caillot en globules. Dans le premier cas, c'est l'élément phlegmasique ou rhumatismal qui domine ; dans le second, c'est l'élément pléthorique et congestif.

Nous terminerons ici ce travail. Nous avons successivement examiné toutes les questions qui se rattachent aux rétractions spasmodiques, au point du moins où en est arrivée leur histoire. Il nous resterait peut-être à rechercher, pour compléter cette étude, s'il ne faut pas réunir dans le même cadre diverses affections qui dépendent de la contracture ou de la paralysie isolée de certains muscles. La rétraction des parois abdominales signalée par Béclard, le torticolis musculaire, certaines contractures ou paralysies des muscles de l'œil, des paupières ou de la face, qui surviennent sans altération des centres nerveux, et qui souvent paraissent reconnaître une cause rhumatismale, ne différeraient-ils des spasmes idiopathiques que par l'intensité de la lésion qui les produit? Nous nous contenterons d'indiquer ce point de vue qui s'éloigne un peu du but que nous nous sommes proposé, et qui nous entraînerait dans une trop longue discussion.

XVI° OBSERVATION.

Durez (Victoire), âgée de vingt-quatre ans, couturière, demeurant rue Saint-Sabin, 8, est entrée le 8 mai 1844 au n° 13 de la salle Sainte-Julie.

Réglée à dix ans et demi, et toujours très-abondamment, elle est accouchée de son troisième enfant le 18 février dernier. Les lochies rouges ont coulé pendant un mois, et ont continué quelque temps encore en jaune. Il n'y a pas eu de fièvre de lait, mais la lactation s'est bien établie.

Trois semaines environ après l'accouchement, les digestions devinrent difficiles, et la malade fut prise de constipation, qu'elle combattit par des lavements, des bains de siége. Il survint alors de la diarrhée et des vomissements, et elle entra au n° 8 de la salle Sainte-Julie.

Elle y fut traitée par l'ipécacuanha et les purgatifs salins répétés, puis par le sous-nitrate de bismuth. Elle vomissait la plus grande partie des médicaments. Elle sortit non guérie.

Huit jours après sa sortie (premiers jours de mai), elle éprouva des engourdissements, des fourmillements dans les jambes, qui se tuméfièrent d'une manière notable. Il s'y joignit un sentiment de faiblesse tel que la marche était très-difficile. Bientôt ces engourdissements se généralisèrent et devinrent très-intenses dans les bras, à ce point que lorsqu'elle tenait son enfant elle cessait de le sentir, et qu'elle était près de le laisser tomber.

Quelquefois, le pouce se fléchissait fortement sur la paume de la main, et la malade ne pouvait plus le mouvoir non plus que les doigts étendus et serrés l'un contre l'autre. Elle n'éprouvait d'ailleurs ni douleurs de tête, ni obscurcissement de la vue. Elle avait parfois des éblouissements. La diarrhée et les vomissements continuaient; une toux fréquente s'y était jointe, et l'affaiblissement était assez rapide.

Le 8 mai, une saignée du bras lui fut faite. Le sang de la saignée donna un caillot rétracté, à bords renversés, non couenneux.

Le 9 mai, l'engourdissement des bras disparut vers le soir. Les engourdissements et les crampes persistèrent jusqu'au 11 mai, dans les membres inférieurs, mais avec moins d'intensité. Ils se montraient surtout lorsque la malade venait à s'asseoir.

Le 11 mai il ne restait plus que quelques frémissements, des sensations passagères de froid dans les jambes, qui disparurent rapidement.

Pendant les vingt jours que la malade resta à l'hôpital, les spasmes ne se reproduisirent plus; mais la diarrhée persista, et il s'y joignit, du côté du poumon, des symptômes de tuberculisation. Elle voulut sortir le 30 mai, dans un état d'anémie et d'affaiblissement qui nous donnait pour sa vie des craintes sérieuses.

XVIIe OBSERVATION.

Lessut (Marie), femme Gonthier, âgée de quarante-cinq ans, demeurant rue Rambuteau, 56, est entrée le 3 mai 1846 au n° 12 de la salle Sainte-Cécile.

Habituellement bien portante, elle n'a jamais eu d'autres accidents convulsifs que ceux que nous décrirons, et qu'elle a plusieurs fois éprouvés. Elle affirme n'avoir jamais eu de rhumatismes.

Réglée à vingt ans, d'une manière convenable, et même pendant l'allaitement, elle a eu dix enfants, et, depuis l'âge de vingt-quatre ans, elle a presque toujours été enceinte ou nourrice. Sa dernière couche date de cinq mois; elle a été heureuse. Depuis lors, quoiqu'elle allaite son enfant, elle a eu trois fois ses règles, et pour la dernière fois, il y a quinze jours. Elle n'a remarqué dans la quantité du sang aucune diminution.

Il y a une quinzaine d'années que, pour la première fois, elle a été atteinte de la maladie dont elle souffre. Elle donnait à téter à son troisième enfant ; ayant très-chaud, elle mit ses mains dans l'eau d'un ruisseau glacé (c'était au mois de mars, dans les Alpes, et à l'époque de la fonte des neiges). Aussitôt elle fut prise de fourmillements, de picotements dans les deux mains, de douleurs vives, d'anesthésie, et d'impossibilité de les mouvoir. Depuis, ces accidents se sont, dit-elle, renouvelés tous les ans au printemps. Lorsqu'on l'interroge, il paraît douteux que cette succession ait été aussi nettement établie. Jamais elle ne les a éprouvés lorsqu'elle n'allaitait pas un enfant ; mais il est à remarquer qu'elle en a nourri une grande quantité. Quatre l'ont été successivement avec le même lait, et l'allaitement a duré cinq ans sans discontinuer. Jamais non plus elle n'a été atteinte des spasmes pendant ses grossesses.

Les accès duraient en général une heure, et se perpétuaient pendant quelques jours. Un nouvel accès revenait chaque jour, en général vers la même heure, et spécialement dans la matinée. Les paroxysmes n'ont jamais été aussi intenses que cette fois. Il est à remarquer que les membres inférieurs ont à peu près été exempts de la maladie. C'est à peine si quelques fourmillements et un peu d'œdème s'y sont manifestés. Aucun traitement n'a été fait.

Il y a trois semaines environ qu'elle a été affectée de nouveau de la même maladie ; elle a eu trois accès avant son entrée ; chacun d'eux a été séparé par un intervalle de huit jours, autant que l'intelligence assez obtuse de la malade lui permettait de le calculer. Ces accès ont été marqués par des fourmillements, des picotements unis à de la contracture dans le premier, à de l'anesthésie dans les deux derniers. Le jour de son entrée à l'hôpital, elle a eu deux accès nouveaux : l'un au bureau central, l'autre à l'hôpital. Nous avons été témoin de ce dernier, que nous allons décrire.

La malade était couchée dans son lit, la face rouge et tuméfiée, couverte de sueur; les yeux exprimaient la douleur et l'anxiété. Elle se plaignait de ressentir dans la figure des picotements douloureux, d'avoir de la difficulté à mouvoir les mâchoires; sa bouche était entraînée à gauche, et sa face contractée du même côté. La parole était embarrassée.

Les deux avant-bras étaient fortement fléchis et portés au devant de la poitrine, les poignets fléchis sur les avant-bras; le pouce, porté dans une adduction prononcée, était appliqué contre l'index, et en partie étendu; les autres doigts étaient fortement fléchis sur la main; lorsqu'on essayait de les étendre, on produisait de violentes douleurs sans parvenir à vaincre la résistance musculaire. Des élancements douloureux parcouraient les avant-bras et suivaient le trajet des nerfs.

Il n'y avait aucun accident du côté des jambes, pas de fièvre, pas de troubles de la vue, pas de céphalalgie. L'accès a duré près d'une heure.

Le 4 mai au matin, il ne reste aucune trace des accidents de la veille. La constriction d'une bande donne naissance dans le bras droit à des douleurs semblables à celles qui précèdent un paroxysme, et à une roideur spasmodique avec commencement de flexion. Il ne se produit rien à gauche. On fait une saignée de trois palettes. Le sang donne naissance à un caillot rétracté, couvert d'une couenne épaisse, à bords fortement renversés.

Du 4 au 9 mai, la santé de la malade est parfaite. Cependant, dans la soirée du 8, elle ressent quelques fourmillements généraux, les mouvements sont plus embarrassés que de coutume. Le 9, à huit heures du matin, après un tremblement assez fort et une sueur abondante, elle est prise de convulsions toniques des membres supérieurs seulement. Les avant-bras sont fléchis, fortement portés vers la poitrine; les douleurs sont très-vives, et les idées de la malade ne semblent pas très-nettes; cependant elle a la conscience de son état et de tout ce qui se passe autour d'elle. Elle est habituellement fort peu intelligente, qui, joint à la douleur et à l'anxiété qu'elle éprouve, explique très-bien son apparence étonnée. L'attaque, dans sa plus grande intensité, eut une demi-heure de durée environ,

       Sulfate de quinine. . . . . 19 grammes.

(2 potages.)

Le 10 mai vers 9 heures du matin, il se produisit une sueur avec quelques douleurs erratiques et quelques légères secousses de tremblement sans rétraction spasmodique.

Le calme fut complet les jours suivants. On espaça de quarante-huit, puis de soixante et douze heures la dose de sulfate de quinine. 1 gramme.

Le 15 mai, après avoir éprouvé le matin de la courbature, elle fut prise, vers onze heures et demie, de froid et de tremblement. A une heure, la contracture parut exactement comme dans les accès précédents. Des frictions faites avec une brosse parurent la faire cesser, mais vers trois heures, elle reparut et dura un quart d'heure environ. Un accès se représenta le 16 à six heures et demie du matin. Au moment de la visite, la malade est à peu près exactement dans l'état que nous avons décrit lors de son entrée. Le pouce est porté dans l'opposition au devant de l'index, qui est étendu par suite de l'obstacle qu'il éprouve à se fléchir. Il se fléchit lorsqu'on écarte le pouce, qui vient lui-même se placer dans la paume de la main. Les articulations phalangiennes de l'index et du médius restent étendues, l'articulation métacarpo-phalangienne étant seule fléchie. L'avant-bras et le poignet sont contracturés. Ces parties sont comme fixées dans la position qu'elles occupent. Lorsqu'on les en écarte, on ne rencontre pas une résistance semblable à celle que présente la contraction musculaire; il n'y a pas de réaction si on emploie pour la vaincre une force suffisante. Une fois abandonnées à elles-mêmes, les parties reprennent leur position première; elles la reprennent sans secousses, lentement, mais avec une assez grande puissance. Si, pour juger de cette puissance, on glisse un doigt entre les doigts de la malade serrés les uns contre les autres, on sent peu à peu la pression devenir plus forte et arriver à une assez grande intensité. Ces mouvements forcés sont douloureux, mais non pas d'une manière excessive.

Les muscles ne sont pas agités de frémissements fibrillaires; ils sont durs et comme figés. On entoure d'une bande le bras de la malade, cette constriction augmente les fourmillements sans modifier la contracture. Les membres inférieurs ne participent à la maladie que par un peu de roideur et de difficulté dans les mouvements.

Sulfate de quinine. . . . . 1 gramme.

L'état de la malade est resté le même toute la journée à peu de chose près. Vers le milieu du jour, la vue s'est complétement troublée; cet accident s'est encore représenté à deux autres reprises; il a été assez intense pour que, dans l'un des accès, la malade n'ait pas reconnu sa fille. Le 17 au matin, elle ne se plaint que d'un peu de fatigue, de malaise et de roideur. On interrompt le sulfate de quinine pour en donner la même dose que les jours précédents, le 18 mai. Le 21 et le 22 mai, quelques spasmes peu intenses se reproduisent : sulfate de quinine 1 gram. 23 mai, même état; on donne à la malade 2 pil. contenant chacune : belladone 0,01.

25 mai. Pendant toute la journée, la malade est agitée; elle éprouve de temps à autre des spasmes passagers.

Le 26 à six heures du matin, elle est prise de rétraction spasmodique douloureuse des doigts, puis des poignets et des avant-bras. Les douleurs sont assez vives pour que la malade veuille descendre de son lit dans l'espoir de trouver du soulagement; mais les jambes sont faibles quoiqu'il n'y ait pas de phénomènes de contracture. Pendant tout le temps de cette violente attaque, l'intelligence reste parfaitement nette. (4 pilules de belladone.)

Le 27 et le 28 mai. Il se produit des crampes fréquentes accompagnées de sueurs abondantes; mais ces accidents n'ont pas l'intensité des grandes attaques. La malade est tranquille le 29. Le 30 au matin, elle est prise d'une attaque tout à fait semblable aux précédentes; seulement la douleur semble plus vive encore, et lui arrache des cris aigus.....

XVIIIe OBSERVATION.

Remy (Cécile), âgée de vingt-huit ans, lingère, demeurant rue de Sèvres, 145, est entrée le 21 avril 1845 au n° 14 de la salle Sainte-Adélaïde.

Habituellement bien portante, bien réglée, si ce n'est à l'âge de dix-huit ans, où les règles se supprimèrent pendant deux ans ; elle a été affectée de névralgie faciale très-violente il y a dix-huit mois environ. Les douleurs étaient assez vives pour produire des attaques hystériques, et elles revenaient tous les jours à la même heure. La malade n'a jamais eu de fièvre intermittente proprement dite : elle a eu deux enfants ; sa première couche a été heureuse. Accouchée pour la deuxième fois il y a huit jours, elle a donné naissance à un enfant très-faible qui est mort presque aussitôt. L'écoulement des eaux amniotiques avait été énorme, jusqu'à nécessiter l'emploi d'un vase pour les recevoir. L'enfant présentait le bras, et la version devint nécessaire. Une assez vive hémorrhagie interne n'eut pas de suites graves. Les lochies rouges coulèrent à peine, et elles furent remplacées par les lochies jaunes qui cessèrent au bout de quatre jours ; la fièvre de lait fut peu intense. D'ailleurs la malade fut bien soignée ; elle ne ressentit pas l'impression du froid.

Le 17 avril au matin, elle fut vivement contrariée, se mit en colère, et c'est à cette cause qu'elle attribue la suppression des lochies : elle ressentit aussitôt quelques douleurs dans le ventre, et dans la journée, elle se trouva mal plusieurs fois. C'est le lendemain qu'elle commença à éprouver quelques engourdissements dans les quatre membres. A ces engourdissements s'ajoutèrent la nuit suivante des crampes assez vives. Ces accidents se présentent par accès qui prennent la forme suivante : quelques bouffées de chaleur erratiques qui frappent la tête comme les membres ; à ces chaleurs succèdent des fourmillements assez vifs, qui occupent tous les membres également. Ces fourmillements sont remplacés par des crampes qui déterminent une demi-flexion des doigts et une extension des pieds avec flexion des orteils. Pendant tout le temps que dure la crampe, les mouvements sont impossibles. Ces accidents durent dix minutes environ dans leur entier développement; ils disparaissent peu à peu et se terminent par une sueur froide. Un sentiment de courbature, de brisement, suit les crampes et persiste après elles.

Les accès se produisent sept ou huit fois dans les vingt-quatre heures et plus souvent pendant la nuit. Ils sont devenus un peu plus fréquents depuis l'entrée de la malade à l'hôpital, mais ils n'ont pas changé de nature.

Le 19 avril, on a combattu par de l'huile de ricin quelques nausées qui ont disparu. Aucun autre traitement n'a été fait.

Le 22. Les lochies rouges sont revenues sans modifier les accidents. Les accès s'étant renouvelés trois fois dans la journée du 23, on donne à la malade :

Extrait alcoolique de quinquina. . . 2 grammes.

24 avril. Pendant la nuit, les accès ont été plus fréquents que les jours précédents. La malade a remarqué que les douleurs, à la fin des paroxysmes, disparaissaient en remontant le long des membres. Quelquefois, dit-elle, les bras ne sont pris que lorsque les jambes commencent à être débarrassées, puis vers la fin de l'accès, il se développe une sensation d'étranglement avec impossibilité d'avaler. L'accès a commencé par des sueurs et des chaleurs à la tête, puis viennent les picotements, puis enfin les crampes; la flexion et l'extension des mains sont impossibles, la sensibilité est éteinte, la vue se trouble. A la fin de l'accès, la céphalalgie, qui est presque nulle au commencement, devient intense. Pas de fièvre, pas de chaleur à la peau; pouls très-calme, un peu roide. Il s'établit entre les membres de notables différences de température. La malade ne peut uriner.

La constriction d'une bande détermine dans le bras ou dans la jambe des douleurs assez vives qui remontent jusqu'à la partie supérieure du membre et qui descendent jusqu'à la paume de la main et jusqu'à la plante du pied. Cette douleur, dit la malade, est semblable à celle qui précède et accompagne les spasmes, mais il ne se produit pas de contracture.

Extrait alcoolique de quinquina. . . . . 2 grammes.

25 avril. Les accès ont commencé à une heure et demie, ils ont été plus fréquents que la veille. La langue est rouge, un peu chargée ; on cesse le quinquina ; on fait sous les bras des frictions avec une pommade chargée de sulfate de quinine.

26 avril. Les attaques ont commencé à huit heures du soir et sont devenues plus intenses. Les urines sont facilement expulsées ; la malade se plaint de palpitations. L'impulsion du cœur est un peu exagérée, le premier bruit un peu empâté. La malade passe au n° 7 de la salle Sainte-Anne.

27 avril. Même état. La figure a été plus fréquemment le siége des chaleurs et des fourmillements ; il s'y est produit un peu de roideur ; la vue est plus faible ; les crampes ont commencé à huit heures et demie du soir, et ont duré jusqu'au jour. Il y a dans l'écoulement des lochies de grandes variations sans que l'état convulsif paraisse modifié ; même entre les accès, les mouvements des mains sont gênés, la malade ne peut écrire :

Calomel. 0,05
Sucre. 5,00

en 12 paquets.

28 avril. Pas de salivation ; hier soir les accès ont avancé d'une heure environ (sept heures et demie) ; même état d'ailleurs. On continue le calomel. (Une portion.)

20

29 avril. Au dix-neuvième paquet (0,075—1 grain et demi), les gencives sont devenues rouges à la sertissure et douloureuses. On cesse le calomel. Les autres phénomènes sont restés les mêmes.

30 avril. Même état. Il est à remarquer que les accès de spasme sont plus violents et plus fréquents pendant la nuit. Ils reparaissent tous les soirs entre sept et huit heures. La malade en a un ou deux le jour et au moins trois la nuit. Ils deviennent moins intenses et moins fréquents du 1er au 2 mai. Le gonflement des gencives a diminué. On donne à la malade :

Extrait alcoolique de quinquina. . . . . 2 grammes.

Pendant la journée du 2 mai, à la suite d'une émotion désagréable, les accès reparaissent plus fréquents, plus intenses que jamais pendant le jour et pendant la nuit. Le soir, au lieu de revenir à sept heures, ils se produisent à quatre heures ; ils ont frappé les quatre membres, la face. Les palpitations ont été très-vives. Même état du cœur; face très-rouge, animée, sudorale, fortement tuméfiée surtout à gauche, fièvre assez vive. Les accidents persistant avec intensité le 3 mai, on cesse le quinquina qui avait été continué jusqu'alors. Les accès reviennent à six heures et demie du soir; la nuit est mauvaise.

Le 4 mai, on fait une saignée de 3 palettes. Le caillot est assez fortement rétracté, couenneux par places. Pendant la nuit, les crampes, qui commencent à huit heures et demie, sont un peu moins fréquentes, mais les fourmillements et la céphalalgie générale sont plus vifs ; sueurs abondantes, peu ou pas de fièvre.

Le 5 mai, au matin, on fait une saignée nouvelle. Le sang est plus fortement rétracté et couenneux que celui de la veille. Dans la journée, la malade s'est trouvée bien mieux portante. Elle a eu deux accès de spasme et trois pendant la nuit, mais moins forts et moins longs. La vue est plus nette, les fourmillements moindres.

Le 6 mai, redoublement dans l'intensité des accidents, qui persiste le 7 mai. Les crampes reparaissent le soir, à huit heures. Pendant la nuit, impossibilité passagère de rapprocher les bras écartés du tronc. La vue est moins nette. Il semble que les yeux soient couverts d'un voile. Bruit de souffle au premier temps du cœur, se prolongeant dans les carotides.

> Sulfate de quinine. . . . . . . 1 gramme.

en deux doses égales, l'une le matin, la seconde à sept heures du soir.

Dans la journée, la malade n'a éprouvé que des douleurs et des fourmillements sans crampes. Le soir, les accès ne sont venus qu'à onze heures. Il y en a eu quatre pendant la nuit. — Les jours suivants se passent dans l'état habituel. Le retour des attaques varie un peu le soir. Le 12 mai, au matin, l'écoulement lochial rouge a reparu; il s'arrête presque aussitôt. Pendant la journée, les accès de fourmillement et de crampes sont moins fréquents et modérément intenses, mais plus longs que d'habitude. Ils ont frappé seulement la moitié gauche du corps. — Pas de fièvre. On a cessé le sulfate de quinine; on le remplace par un julep, avec :

> Teinture d'iode. . . . . 1 gramme.

14 mai. Dans la journée, palpitations fréquentes, moins de bruit de souffle. Les douleurs occupent le côté gauche du corps et *le même côté de la tête*. Les douleurs sont assez vives pour que le décubitus sur ce côté soit impossible Il s'y joint, de temps en temps, une sensation de froid singulière. Cinq accès spasmodiques frappant exclusivement le côté gauche pendant la nuit; on continue la teinture d'iode.

15 mai. Même état, douleurs de reins; on ajoute au traitement : tisane avec safran, 2 gram.

16 mai. Leucorrhée; cinq ou six attaques la nuit dernière, frappant les deux côtés du corps, précédées et suivies d'un sentiment de fraîcheur.

17 mai. Deux attaques caractérisées par des mouvements d'inspiration convulsifs et de l'essoufflement. Coliques, douleurs de reins. Dans la nuit dernière, les lochies rouges ont un peu paru; le sang était clair et ténu.

Teinture d'iode. . . . . 24 gouttes.

18 mai. Tuméfactions des deux joues; suppression des lochies; fourmillements erratiques parcourant tout le corps; coliques, douleurs de reins. (1 sangsue à chaque genou.)

19 mai. Écoulement teint de sang. Les accidents sont un peu modérés.

20 mai. Même état. (2 sangsues aux genoux.)

21 mai. Pas d'écoulement sanguinolent; douleurs plus vives; constipation.

Jalap. 0,40
Scammonée. 0,30

en quatre paquets.

La malade éprouve de plus d'assez vives douleurs dans les seins; ces douleurs remontent vers l'aisselle.

Huile camphrée pour frictions.

22-24 mai. Même état. Le soir, les accidents ont repris, comme autrefois, leur régularité; ils paraissent vers huit heures.

25 mai. Même état. 2 pilules, avec chacune :

Belladone. . . . . 0,01 centigr.

26 mai. Leucorrhée. Un peu de mieux. Pupilles dilatées, vue troublée. Les douleurs de sein continuent.

28 mai. Lorsque la malade serre avec une des mains le bras ou l'avant-bras du côté opposé, il se produit une douleur qui remonte jusqu'à l'aisselle. Les accès spasmodiques sont moins intenses.

Le 30 et le 31 mai, on continue la belladone. Le mieux se maintient. La malade essaye de marcher ; la jambe gauche semble plus roide et un peu plus faible que la droite. Douleurs de reins ; leucorrhée.

Nous avons voulu donner à la fin de ce travail les deux observations qui précèdent, quoiqu'elles ne soient pas terminées ; elles présentaient en effet beaucoup d'intérêt à différents égards, et elles ont été citées dans le cours de ce mémoire. Nous devons faire pour la dernière cettè remarque, que nous n'avons pas une entière confiance dans les symptômes accusés par la malade. Le commeucement de sa maladie a été exactement indiqué parce qu'elle ne pouvait pas imaginer de semblables symptômes, et que nous ne la pressions pas de nous indiquer tel ou tel phénomène. Elle nous les a décrits d'elle-même et sans y être portée par nos questions ; mais quoique nous ne puissions pas l'affirmer, il est possible que plus tard elle ait prolongé et exagéré ses douleurs. Comme elle est restée, après tout, dans la limite du possible et même du probable, nous laissons dans le doute la valeur réelle de ses assertions.

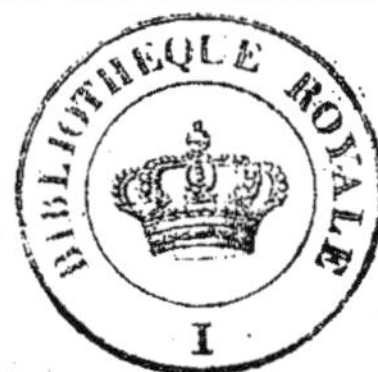